DE

L'ULCÈRE DE MOZAMBIQUE

TRAVAUX PUBLIÉS PAR L'AUTEUR.

Considérations pratiques et étiologiques sur l'éléphantiasis des Arabes (*Gazette médicale de Paris*, 1858, n°s 2 et 3 ; *Gazette des hôpitaux*, 1859, n° 119).

Observation de purpura hæmorrhagica fébrile guéri par le perchlorure de fer (*Gazette médicale*, 1860, n° 44 ; *Gazette des hôpitaux*, 1860, n° 129).

La variole à l'île de la Réunion (*Archives générales de médecine*, 1863, numéro d'avril et suivants).

PARIS. — IMPRIMERIE DE E. MARTINET, RUE MIGNON, 2.

DE
L'ULCÈRE DE MOZAMBIQUE

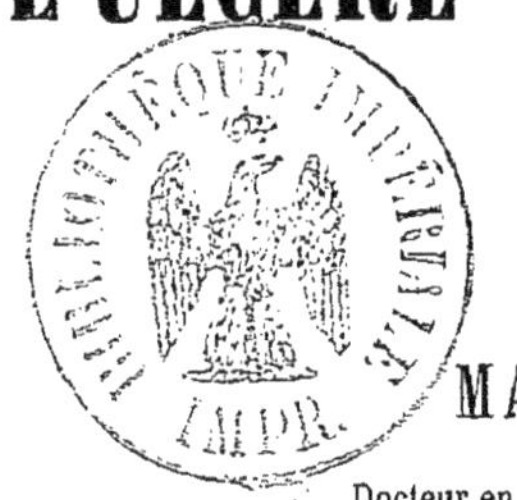

PAR

MAZAÉ AZÉMA

Docteur en médecine de la Faculté de Paris,
Ex-médecin de l'hôpital civil de Saint-Denis, Membre du Conseil sanitaire,
Conservateur central de la vaccine à l'île de la Réunion.

SUIVI

D'UN RAPPORT LU A LA SOCIÉTÉ DE CHIRURGIE DE PARIS

PAR M. AUG. CULLERIER

Chirurgien de l'hôpital du Midi, Membre de la Société de chirurgie,
Officier de la Légion d'honneur, etc.

PARIS

ADRIEN DELAHAYE, LIBRAIRE-ÉDITEUR

PLACE DE L'ÉCOLE-DE-MÉDECINE, 23.

1863

AVERTISSEMENT

La première ébauche de ce travail remonte à l'année 1856. A cette époque, l'immigration des Cafres mozambiques se faisait à l'île de la Réunion sur une vaste échelle, et facilitait l'étude des maladies spéciales à cette race. Parmi les hommes introduits au mois de septembre 1856 par le vapeur *le Mascareigne*, se trouvaient quatorze individus atteints d'ulcères qu'on observait pour la première fois dans cette colonie depuis l'abolition de la traite.

Ces immigrants malades séjournèrent quelques jours au lieu d'isolement, où ils furent visités par M. le docteur A. Vinson, médecin de cet établissement. De là ils furent dirigés sur l'hôpital civil de Saint-Denis, et placés dans mon service. Dès ce moment j'entrepris une suite de recherches sur les ulcères dont ils étaient atteints, et j'instituai une série d'expérimentations touchant les propriétés contagieuses que quelques médecins leur attribuaient.

A ce sujet, M. le docteur A. Vinson publia dans le *Moniteur de l'île de la Réunion* (numéro du 1er octobre 1856) une note ayant pour titre : « *Ulcère contagieux de Mozambique* (*vulgairement appelé pian*). » Cette note fut plus tard présentée à l'Académie des sciences (séance du 23 février 1857), et reproduite la même année dans la *Gazette hebdomadaire de médecine et de chirurgie* et dans l'*Union médicale* (numéros des 8 et 10 janvier).

Bien que mes recherches portassent sur les mêmes malades et remontassent aussi aux premiers jours de septembre, j'en ajournai la publication. Je ne pouvais oublier que la science est fille du temps, et je crus nécessaire, avant de retracer l'histoire d'une maladie qui semblait nouvelle, de la suivre dans les phases diverses de son évolution, et d'en asseoir la description sur un nombre plus considérable d'observations.

Fixé tout d'abord sur la contagiosité de ces ulcères par des expérimentations nombreuses et suivies, j'en exposai les résultats dans un journal de la colonie (*le Colon*, numéro du 30 octobre 1856). Bientôt après je publiai un premier mémoire sur l'affection que j'avais étudiée (*Mémoire sur l'ulcère de Mozambique*, Saint-Denis, 6 décembre 1856). Il fut présenté à l'Académie impériale de médecine (séance du 27 juillet 1858), et reproduit *in extenso* dans les *Nouvelles Annales maritimes et coloniales* (1858, tome XX, page 329).

Depuis la publication de ce mémoire, de nouvelles observations m'ont permis d'y apporter des modifications et d'en combler les lacunes. Ce nouveau mémoire est le résultat de ces recherches nouvelles.

Présenté à la Société de chirurgie de Paris (séance du 21 mars 1860), il a été renvoyé à l'examen d'une commission composée de MM. Cullerier, Larrey, Deguise, et l'objet d'un remarquable rapport lu par M. Cullerier dans la séance du 16 janvier 1861.

Dans la séance annuelle de cette savante compagnie, tenue le 22 janvier 1862, M. Laborie, président pour 1861, a daigné accorder à ce travail cette bienveillante mention :

« Nous avons encore à mentionner un des très-
» bons rapports lus à la Société par un de nos excellents
» collègues. Je veux parler de la véritable monographie
» faite par M. Cullerier sur l'ulcère de Mozambique, à
» propos d'un travail adressé par M. le docteur Azéma.
» Nous avons entendu avec un vif intérêt l'histoire peu
» connue de cette affection terrible dans son action
» destructive, que n'arrêtent ni les tendons ni les os.

» Nous ne saurions trop recommander la lecture du » travail de M. Azéma et du rapport de M. Cullerier. » (*Gazette des hôpitaux*, 1862, n° 10.)

C'est ce qui m'engage à les réunir l'un et l'autre dans cette brochure.

Cette notice bibliographique serait incomplète, si je n'ajoutais que le 29 juillet 1861, M. Laure, chirurgien de marine, a choisi pour sujet de son épreuve probatoire à la Faculté de médecine de Paris l'histoire de l'ulcère de Mozambique. Mais la confusion qu'il maintient entre cet ulcère et le pian semble peu propre à bien faire connaître l'affection dont il se propose de retracer les caractères.

M. A. Vinson a de nouveau présenté à l'Académie des sciences (séance du 20 janvier 1862) un mémoire sur cet ulcère. Ce travail n'a pas encore reçu de publicité.

Je ferai enfin observer que de récents travaux sur l'ulcère de Saïgon ou de Cochinchine permettraient d'extraire quelques faits afférents à mon sujet.

On aura de la sorte le bilan de ce qui a été écrit jusqu'ici sur l'ulcère de Mozambique.

Saint-Denis de la Réunion, mai 1863.

DE

L'ULCÈRE DE MOZAMBIQUE

I. — Considérations générales.

La nature, en séparant les races humaines par des caractères physiques différentiels et inaliénables, en les dotant de langages et de mœurs variés, a semblé assigner à chacune d'elles des maladies particulières. Parmi celles-ci, les unes sont tout à fait spéciales à quelques races ; les autres, bien que s'observant dans tous les climats et sous toutes les latitudes, revêtent néanmoins chez quelques-unes des formes singulières et dont on ne retrouve pas les analogues dans d'autres variétés humaines. L'étude de la pathologie des races noires en offre de remarquables exemples.

Cette idée de spécialité morbide des races pourrait, pour certains esprits, se fondre dans celle d'endémie. Mais en y songeant, on saisira facilement les différences qui s'élèvent entre elles. Les maladies endémiques, produites par des causes toutes locales, qui découlent, ou des modificateurs hygiéniques, ou d'influences accidentelles revenant à certaines époques, frappent les individus, à quelque race qu'ils appartiennent, pourvu qu'ils soient placés dans les conditions qui en favorisent le développement. Les maladies de race n'attaquent qu'une classe d'hommes, quel que soit le milieu qui les entoure, sans avoir de tendance bien marquée à atteindre des individus de souche différente, en les supposant même exposés à des influences communes.

Est-ce à dire qu'il soit permis, dans ce dernier cas, d'écarter l'influence des conditions hygiéniques et sociales dans lesquelles vivent les races humaines, et de ne rapporter leur originalité pathologique qu'à leur nationalité seule ? Je ne le prétends pas. Mais il y a à coup sûr, dans l'examen de leur pathologie respective, quelque chose qui complique, peut-être même qui domine l'action qu'exerce le milieu où elles vivent. Que l'on rattache cet élément nouveau à l'influence de l'hérédité, de l'innéité, de la force créatrice primitive, peu importe ; mais il n'en demeure pas moins constant pour celui qui dirige son investigation sur la pathologie comparée des races, que, bien que tous les membres de la famille humaine soient égaux devant les grandes lois de l'économie animale, les différentes races qui la composent présentent des immunités et des aptitudes pathologiques spéciales.

Peut-on, en effet, penser que ce soit sous l'empire seul des conditions endémiques que le pian, le crabe, affectent plutôt la race éthiopienne que toute autre ; que l'exomphale congénitale soit si commune chez les petits négrillons africains, que le phimosis soit général chez l'Indien, et la forme anesthésique de l'éléphantiasis des Grecs spéciale à la race noire en général ? Faut-il encore n'attribuer qu'aux influences hygiéniques et sociales la rareté constante de la phthisie pulmonaire chez le Cafre non exporté hors du pays natal (1)? N'est-ce là, comme M. Rayer l'admet pour les animaux, que l'effet de l'état de sauvage liberté dans lequel il vit ? Je ne le crois pas; car le Malgache, placé dans des conditions sociales à peu de chose près identiques, ne présente pas la même immunité.

Sans doute, la singularité morbide que je reconnais à certaines races éveillera dans l'esprit d'autres objections. On ne manquera pas de dire que c'est attribuer ici à la force créatrice primitive des effets qui semblent plutôt sous la dépendance de l'action postérieure des milieux. On argumentera de cette action même pour avancer que chaque race présentant une organisation appropriée aux conditions du milieu qui lui correspond, la diversité relative que décèlent leurs formes pathologiques doit aussi s'y rapporter. Je concède volontiers ce point, parce que c'est là une vérité qu'on ne saurait méconnaître. Aussi, pour arriver à l'énonciation des principes que l'observation me permet d'établir ici, j'ai bien pris garde de porter

(1) J'ai fait plus de cinquante autopsies de Cafres, d'âge et de sexe variés et qui venaient d'être introduits à la Réunion, et chez aucun je n'ai rencontré de tubercules dans les poumons.

exclusivement mon examen sur les races, alors qu'elles se trouvent encore dans le milieu où elles sont nées, où elles se sont développées. J'ai dû aussi accepter les enseignements qu'elles me fournissaient à un moment où, venant de quitter les régions natales, elles n'ont pas encore subi l'assuétude climatérique d'un milieu nouveau. Et si, dans de telles circonstances, j'ai remarqué chez elles, comme cela devait être, des maladies particulières, je n'ai point manqué de tenir un compte sévère des conditions complexes de transplantation, d'acclimatement. Car pour être en droit d'établir une comparaison entre des éléments si variés, ne faut-il pas les apprécier alors qu'ils sont, sur un théâtre commun, soumis aux mêmes influences climatériques et placés sous l'action d'une hygiène semblable? C'est ce que j'ai fait.

L'île de la Réunion, qui, sous le rapport ethnographique, offre une mosaïque humaine si diversement nuancée, se prête d'ailleurs merveilleusement à des recherches de cette nature. Composée d'éléments multiples qui n'ont point leurs semblables en Europe, sa population, comme son système monétaire, déroule à nos yeux un assemblage singulier d'empreintes variées. Les principales races humaines y ont des représentants, les uns purs de tout mélange, les autres diversement croisés. Or, le médecin qui y recueille des observations avec soin, qui les pèse, qui les compare, ne tarde pas à reconnaître que les races, comme les âges, comme les sexes, ont leur pathologie spéciale, et que les maladies même qui sont communes à plusieurs d'entre elles se trouvent modifiées dans quelques-unes de leurs parties par la constitution différente des souches qu'on y rencontre.

J'irai plus loin. Je ne craindrais pas d'avancer qu'il lui serait possible de reconnaître que cette égalité devant les lois de l'économie animale, proclamée par Prichard, reçoit quelque atteinte dans un des principes les plus importants de la biologie, dans la force de résistance vitale. Cette inégalité lui serait surtout révélée par les races noires de l'Afrique. Car de même que dans l'ordre moral la partie intellectuelle de leur être ne peut dépasser, dans ses conceptions, certains horizons que franchit bientôt l'intelligence des races blanches, de même l'autre principe, qui préside à la conservation de la vie, la force médicatrice, présente chez elles une énergie moindre ; la lutte de l'organisme contre les agents morbifiques est susceptible d'un effort moins puissant : en un mot, la réaction vitale est presque nulle.

S'il poursuivait cet examen comparatif, il arriverait peut-être à établir, comme loi générale, que cette puissance conservatrice est en raison directe du degré d'élévation de la race dans l'échelle de l'humanité. Choisissez, en effet, une maladie à laquelle toutes les races à la Réunion payent un égal tribut, la dysenterie, je suppose ; observez-la sur des groupes d'individus de races différentes ; employez contre elle une médication uniforme ;

et vous verrez que cette loi se trouve parfaitement vérifiée : le succès sera moins brillant à mesure que vous descendrez l'échelle de l'humanité. La dernière épidémie qui vient de désoler si douloureusement cette colonie a jeté sur ce point une vive lumière. La même médication employée contre des degrés d'une intensité égale de choléra était couronnée de succès chez l'Indien, alors qu'elle en présentait de moindres chez le Malgache, et qu'ils étaient presque nuls chez le Cafre.

Je ne fais d'ailleurs qu'indiquer ici cette loi capitale, qui trouverait mieux sa place dans un des chapitres de la pathologie comparée des races humaines, cette étude neuve et curieuse dont M. Boudin a posé les premiers fondements.

Ces considérations générales, quelque incomplètes qu'elles soient, ne tendent qu'à justifier l'existence de maladies inhérentes à certaines races. Elles ne sembleront pas hors de propos, si l'on songe que l'affection qui fait le sujet de ce travail est une de ces maladies, digne à tous égards d'une histoire détaillée. J'en ai déjà tracé les premiers linéaments dans un mémoire que j'ai publié à l'île de la Réunion en décembre 1856 (1); le docteur Vinson en a aussi donné une relation dans une feuille locale (2). Divergents d'opinion sur quelques points,

(1) Mazaé Azéma, *Mémoire sur l'ulcère de Mozambique*, 1856.

(2) A. Vinson, *Ulcère contagieux de Mozambique* (*Moniteur* de l'île de la Réunion, 1856).

incomplets l'un et l'autre sur la partie étiologique et sur celle qui a trait à la nouveauté de la maladie dans le domaine de la science, j'ai dû faire de nouvelles recherches pour en donner aujourd'hui une histoire aussi complète que possible.

Puissé-je avoir réussi !

II. — Description générale de l'ulcère; de sa marche.

L'ulcère de Mozambique (1), spécial à la race noire, se montre principalement sur les Cafres des diverses tribus de Mozambique. Les Makoias, chez lesquels il est très-fréquent, le nomment *kilonda*, qui a la même signification que le mot *plaie*. Cette affection se rencontre aussi aux îles Comores, notamment à Anjouan, l'une d'elles, et à Madagascar. On dit l'avoir également vue se développer sur les Indiens; mais je ne l'ai jamais observée sur eux.

Contrairement à ce que j'avais avancé dans un premier mémoire sur l'ulcère de Mozambique, cette affection peut aussi se présenter chez les races blanches, comme j'en donnerai quelques observations plus loin. Néanmoins cette manifestation pathologique est encore assez rare chez elles, et c'est surtout chez les Cafres mozambiques qu'on introduit dans la colonie en qualité de

(1) Mozambique est la portion du littoral oriental de l'Afrique qui s'étend du 10e au 25e degré de latitude sud, et qui est située en face de l'île de Madagascar.

travailleurs libres, que nous sommes appelé à l'observer.

La fréquence de cet ulcère sur les hommes de cette caste m'autorise à adopter définitivement la dénomination sous laquelle je vais le décrire. Cette désignation me semble la seule convenable, parce qu'elle ne préjuge nullement la nature de cette affection, et parce qu'elle ne repose pas sur des propriétés douteuses. A ce dernier titre surtout, je ne saurais adopter la dénomination d'*ulcère contagieux de Mozambique*, que le docteur Vinson a proposé de lui appliquer, par le double motif que toutes les tentatives que j'ai faites pour inoculer cet ulcère ne m'ont jamais permis de le transmettre, et que cette dernière qualification pourrait avoir le grave inconvénient de susciter l'application ultérieure de mesures sanitaires fâcheuses pour l'introduction de ces travailleurs dans les colonies.

Quelques médecins ont cru reconnaître dans cet ulcère, l'ulcère *pianique:* il sera facile, je pense, de réduire cette méprise à néant.

Description. — Je crois pouvoir établir quatre périodes dans le développement de l'ulcère de Mozambique : une période de début, une de progrès, une de mortification, et une quatrième de réparation. Les trois dernières sont bien tranchées et offrent chacune une physionomie qui justifie parfaitement cette distinction. Quant à la ligne de démarcation qui sépare la première période de la seconde, elle est peut-être arbitraire; puisque du moment où l'ulcère apparaît jusqu'à ce que la réparation vienne à se manifester, l'envahissement des tissus, le progrès est continu; mais cette division me semble bonne à suivre, parce qu'elle facilite l'étude de cette affection.

Des quatre périodes qui en représentent l'évolution habituelle, il en est une qui, dans les cas heureux, fait défaut : c'est celle de mortification ou de gangrène. On rencontre des individus chez lesquels l'ulcère se maintient longtemps à la période de progrès, sans passer à celle de gangrène. Ce sont là, on le pense bien, les cas les plus favorables à une guérison rapide.

L'ulcère de Mozambique débute sans prodromes. Il est originairement constitué par une élevure, par un petit bouton variant de la dimension d'une tête d'épingle à celle d'un grain de lentille et rempli d'une sérosité jaunâtre : cette élevure est le siége d'une vive démangeaison. Un Cafre anjouanais, assez intelligent et parlant bien le portugais, atteint de cet ulcère, comparait cette démangeaison à celle que provoque l'apparition de *bourbouilles (lichen tropicus)*. Ce prurit oblige bientôt le malade à gratter la partie où siége cette élevure, et à déchirer celle-ci. Une petite perte de substance lui succède : elle s'agrandit chaque jour, et ne tarde pas à s'entourer d'un décollement circulaire de la peau.

Il est ordinaire, à cette période, d'observer un petit

ulcère rond, ayant au plus un demi-centimètre de diamètre, blafard, se recouvrant facilement d'une croûte jaunâtre, et dont le fond s'étend bien au delà du pourtour extérieur, de façon à former un cul-de-sac, un véritable décollement circulaire. Il s'en écoule une matière séro-purulente qui présente assez de plasticité pour reproduire avec beaucoup de facilité la croûte jaunâtre qui recouvre l'ulcère à cette période. Les tissus environnants sont le siége d'un léger gonflement œdémateux. Au bout d'un temps plus ou moins long, le travail ulcératif finit par détruire la portion de peau décollée, et l'ulcère de Mozambique, entrant dans sa véritable période de progrès, apparaît avec les caractères que je vais bientôt lui assigner.

Quelquefois une simple plaie, une écorchure devient le point de départ de l'ulcère. Cette origine est surtout fréquente, lorsque la plaie a été produite par la piqûre d'un fragment de corail, ou par celle que provoquent les aiguillons de la raquette, alors que la plaie qui en est résultée a été en contact avec l'eau de mer. C'est surtout chez les Malgaches que ce dernier cas s'observe.

Enfin, un autre mode de formation qui préside au début de l'ulcère trouve sa source dans le voisinage même d'un ulcère plus ancien. C'est ainsi qu'il arrive quelquefois, bien rarement il est vrai, que la matière sanieuse qui s'en écoule, par suite de l'âcreté qui la caractérise, et non par les qualités contagieuses qu'on a voulu lui reconnaître, finit, en passant sur les tissus inférieurs, par y développer une multitude de petites vésicules. Celles-ci, en se rompant, se réunissent, se confondant les unes avec les autres, et un second ulcère s'établit sur la partie où elles siégeaient.

Cet ulcère affectionne la forme circulaire. Lorsqu'il n'est pas gêné dans son développement, qu'il repose sur des parties molles où il rencontre tout l'espace nécessaire à son évolution, comme aux régions postérieure et interne de la jambe, il forme un cercle complet, régulier. Cette forme peut néanmoins varier, suivant le lieu où siége l'ulcère. Ainsi, dans un cas où toute la face dorsale du pied était envahie, le pourtour se composait bien de lignes courbes, mais l'ulcère, arrêté par les côtés du pied, avait gagné vers le haut jusqu'au-dessus de l'articulation tibio-tarsienne, donnant ainsi lieu à deux diamètres, un antéro-postérieur, l'autre latéral. Exceptionnellement et seulement dans l'intervalle des orteils, on observe la forme linéaire. Jamais le pourtour n'est brisé ni irrégulier.

On ne rencontre cette irrégularité dans la configuration des bords que lorsque deux ulcères, rapprochés l'un de l'autre, finissent par se rencontrer, se confondre et ne plus former qu'un ulcère unique, ovalaire et même ellipsoïde. Les deux angles qui résultent de la réunion des deux ulcères ne tardent pas à disparaître, et l'ulcère reprend la forme circulaire qui lui est ordinaire. La multiplicité des ulcères étant d'ailleurs un fait exceptionnel, l'envahissement dont je viens de parler s'observe très-rarement.

Les bords de cet ulcère sont saillants, très-épais, inclinés et renversés en dehors. Bien rarement on voit une portion de ses bords taillée à pic, comme dans les ulcères syphilitiques. Après avoir donné naissance au bourrelet circulaire qui constitue ses bords, l'ulcère s'excave progressivement jusqu'à son centre, de façon à offrir la forme d'un godet. Tous les tissus qui circonscrivent les bords sont le siége d'un gonflement œdémateux, à surface inégale et comme bosselée. Les os sous-jacents eux-mêmes, suivant la position de l'ulcère, participent à ce gonflement, surtout lorsqu'il existe une carie centrale.

Le fond est profondément excavé, comme je viens de le remarquer, quelquefois uni et grisâtre. Mais lorsque l'ulcère est déjà ancien, qu'il s'est étendu sur de larges surfaces, ou qu'il est arrivé à sa période de mortification, on y remarque des inégalités, des anfractuosités telles, qu'on croit voir au milieu de l'ulcère total d'autres ulcères à niveau beaucoup inférieur. Dans ce cas, c'est dans ses parties anfractueuses qu'on voit l'ulcère, gagnant sans cesse vers la profondeur, dévorer les tissus, disséquer les tendons musculaires, et, arrivant jusqu'aux os, finir par les carier. La surface ulcéreuse qui circonscrit ces anfractuosités offre une nuance couleur de chair vive: elle est recouverte de quelques fongosités et saigne avec facilité.

Quelquefois l'ulcère revêt le caractère serpigineux. Alors un segment de cercle est seul le siége du travail ulcératif, tandis que l'autre segment présente des bords qui tendent à se niveler, et une surface qui semble marcher vers la cicatrisation. Le premier segment seul se recouvre de la matière gangréneuse; lui seul offre le phagédénisme et les bords renversés en dehors, qui sont les caractères pathognomoniques de ces ulcères. Cette matière gangréneuse est très-adhérente à la surface de l'ulcère: si on l'enlève, du jour au lendemain elle se reproduit.

Le liquide sécrété, qui n'est constitué dans la période de début que par une sérosité légèrement purulente et présentant encore assez de plasticité, devient dans les deux autres périodes, dans celle de mortification surtout, une sanie ichoreuse, très-fétide et tellement abondante, qu'en peu de temps les linges du pansement en sont imprégnés. Quelquefois ce liquide a l'aspect d'une bouillie sanguinolente. La matière de la sécrétion de l'ulcère de Mozambique, à quelque période qu'on la recueille, ne possède pas de propriétés contagieuses: ce point sera ultérieurement traité avec les développements qu'il mérite.

La plupart de ces ulcères sont indolents (1) tant qu'ils

(1) Dans un travail lu à la Société de chirurgie, dans la séance du

sont peu étendus. Mais s'ils s'étalent sur de larges surfaces, si les os participent au travail morbide, les douleurs sont vives, térébrantes. Elles sont continues et n'ont pas le caractère simplement nocturne. La station verticale et la progression sont dès lors rendues impossibles : les malades continuent cependant à se mouvoir en se traînant sur leurs fesses et en se servant de leurs mains pour aller d'un lieu dans un autre.

Le caractère dominant de l'ulcère de Mozambique, c'est sa fâcheuse tendance à toujours s'étendre et à dévorer les tissus en profondeur. Lorsqu'il a ainsi détruit les parties molles, et qu'il atteint une surface osseuse, il semble arrêter ses ravages dans ce sens et les porte sur la périphérie. Pendant ce temps, la suppuration qui s'établit au fond de l'ulcère ramollit le périoste, le détruit totalement, et amène des caries osseuses dont la

26 mars 1862, sur l'ulcère de Cochinchine (voy. *Gazette des hôpitaux*, 1862, n°s 40 et 41), M. Rochard (de Brest), chirurgien en chef de la marine, donne comme caractère spécial de l'ulcère de Mozambique une anesthésie qui siégerait non-seulement sur les surfaces ulcérées, mais aussi dans les parties circonvoisines n'ayant avec l'ulcère aucune relation nerveuse.

A l'île de la Réunion, nous avons observé un nombre considérable d'individus atteints de cet ulcère, et jamais nous n'avons été appelé à constater cette anesthésie. Tout au contraire, dès qu'il entrait dans sa période de progrès, l'ulcère devenait le siége d'une sensibilité telle, que les malheureux Cafres qui en étaient affectés, poussaient des cris incessants; et c'était pitié de les entendre, lorsqu'on touchait l'ulcère avec des caustiques. Si l'on en excepte la période de début, cet excès de sensibilité était noté à toutes les autres, et à celle de mortification surtout elle acquérait sa plus grande intensité.

couleur noirâtre tranche d'une façon remarquable sur la couleur de chair vive de l'ulcère qui les entoure. Des séquestres assez volumineux ne tardent pas à être éliminés : j'en ai extrait un de la partie antérieure du tibia, qui avait 6 centimètres de long sur un de large. Il n'y a que les tendons et les cartilages qui soient respectés par l'ulcère. Il n'a d'action que sur les gaînes tendineuses, qu'il détruit, laissant flotter, au milieu d'un détritus gangréneux, les tendons avec leur éclat nacré et poli. J'ai vu ainsi tout le tendon d'Achille isolé au milieu d'un ulcère situé à la partie postérieure de la jambe. Dans un autre cas, les tendons des extenseurs communs des orteils étaient parfaitement disséqués.

Marche. — La marche de l'ulcère est assez lente, mais souvent elle s'opère avec une effrayante rapidité. Alors les couches superficielles de l'ulcère sont successivement mortifiées et élimiminées sous forme d'un détritus gangréneux. Abandonné à lui-même et arrivé à sa dernière période, l'ulcère détermine une suppuration si abondante, qu'elle émacie le malade et le jette dans le marasme : la fièvre hectique s'allume, une diarrhée colliquative survient, et la mort termine la scène pathologique.

Soit que l'ulcère limite son action, soit qu'on lui oppose un traitement convenable, on le voit, après un temps plus ou moins long, se déterger et prendre un meilleur aspect. La matière sanieuse se tarit, les chairs remontent et la cicatrisation marche de la circonférence vers le centre. Le cercle qui le circonscrit se rétrécit progressivement jusqu'à ce que la plaie disparaisse, laissant à sa place une cicatrice indélébile.

Il arrive fréquemment que, sous l'influence de causes qu'on ne saurait trop apprécier, et au moment où l'on croyait cette cicatrice durable, elle devient molle, humide, et se trouve rongée par les progrès renaissants de l'ulcère : on voit alors reparaître l'état primitif.

III. — Siége, nombre, étendue de l'ulcère; siége anatomique.

Siége. — L'ulcère de Mozambique se développe presque exclusivement aux membres pelviens. Son siége d'élection est la jambe, sur tous les points de son étendue, mais surtout dans le voisinage des malléoles; au pied, c'est à la face dorsale qu'on l'observe. Beaucoup plus rarement il se montre sur la cuisse. Je ne connais pas un seul cas d'ulcère développé sur le tronc : une seule fois j'ai rencontré un petit ulcère, à la période de début, situé à la région coccygienne, chez un Cafre atteint déjà d'un vaste ulcère de la partie postérieure de la jambe. Chez un autre, j'en ai vu un qui avait détruit les trois quarts de la lèvre inférieure : c'est la seule fois où je l'ai vu siéger à la face.

On le rencontre quelquefois aux doigts de la main ou aux orteils. Il offre alors quelques particularités dignes d'être notées. L'ulcère commence dans ce cas par ronger les parties molles qui entourent l'os de la phalange unguéale. Arrivé à l'articulation phalangienne, il en détruit les moyens d'union : la phalange ne tarde pas à tomber, et les mêmes désordres se reproduisent à la suivante, si le progrès du mal continue. J'ai pu assister ainsi à la chute successive des deux phalanges du pouce gauche.

NOMBRE. — Le plus fréquemment une seule jambe est envahie, et l'ulcère y est unique. Cependant on en peut noter deux à la fois : ils sont alors placés, soit tous deux sur la même jambe, soit un sur chaque jambe. J'en ai même vu trois sur le même individu ; mais c'est là une exception.

ÉTENDUE. — Quant à l'étendue de l'ulcère, elle est variable, suivant l'époque de son développement où on l'examine, et suivant les constitutions individuelles. Le plus ordinairement il a un diamètre de 5 ou 6 centimètres. Il peut acquérir des dimensions considérables. Je l'ai vu envahir toute la face dorsale du pied, depuis la naissance des orteils jusqu'au-dessus de l'articulation tibio-tarsienne. Dans un autre cas, il reposait sur toute la partie interne et supérieure de la jambe, depuis l'articulation du genou jusqu'à la réunion des deux tiers supérieurs avec le tiers inférieur de la jambe, mesurant ainsi 25 centimètres. A côté de ces cas fâcheux on en rencontre heureusement d'autres où les désordres sont moins étendus, et où l'ulcère ne dépasse pas la grandeur d'une pièce de 50 centimes ou d'un franc.

SIÉGE ANATOMIQUE. — L'examen d'une jambe à la suite d'une amputation m'a permis de déterminer le siége anatomique de l'ulcère de Mozambique et les désordres qui l'accompagnent. Primitivement l'ulcère envahit le derme et le tissu cellulaire sous-cutané, et s'y maintient pendant quelque temps. Mais, à mesure qu'il fait des progrès, il envahit le tissu cellulaire interstitiel, puis les masses musculaires. Lorsqu'il arrive sur les surfaces osseuses, le périoste disparaît, et le tissu osseux offre bientôt les caractères de la carie : il est érodé, mollasse, spongieux et se laisse facilement pénétrer par le scalpel. Toutes les parties sous-jacentes et circonvoisines de l'ulcère sont décolorées, épaissies et indurées ; leur consistance est pour ainsi dire lardacée. Les tendons seuls résistent à l'action destructive de l'ulcère ; mais il détruit le tissu cellulaire qui les entoure et les gaînes synoviales qui servent à leur glissement. Je n'ai pu m'assurer de l'action qu'il exercerait sur les parois vasculaires : je suis persuadé qu'il en altérerait tout au moins la tunique celluleuse, et pourrait amener par suite la mortification du vaisseau.

IV. — Diagnostic différentiel.

L'ulcère de Mozambique ne peut être confondu qu'avec l'ulcère *pianique*, qui succède à la plus grosse des pustules du pian, appelée *mère des pians* ou *mama-pian ;* ou bien avec les vastes ulcères syphilitiques, notamment avec les gommes ulcérées. Un examen attentif établira facilement les différences qui existent entre cet ulcère et les deux affections que je viens de nommer.

Le pian est le plus souvent annoncé par un léger mouvement fébrile et par des douleurs dans les membres et dans les os ; le malade maigrit un peu : dans l'ulcère de Mozambique on n'observe jamais ces symptômes prodromiques ; aucun trouble n'est apporté dans la santé générale, et c'est même au milieu de l'état le plus satisfaisant que l'ulcère se montre. Le pian est primitivement constitué par des boutons rouges, qui apparaissent sur les diverses régions du corps, sur les bras, la poitrine, le front, les parties externes de la génération ; ces pustules pianiques sont plus ou moins nombreuses et ont de un à deux centimètres de diamètre. Dans l'ulcère de Mozambique, les parties que je viens de désigner ne sont pas envahies : l'ulcère se montre à peu près invariablement sur les membres pelviens ; il est le plus souvent unique, et l'état vésiculeux du début ne dépasse pas la grosseur d'une grande lentille. Il arrive souvent, je le sais, que les pustules pianiques s'enflamment et dégénèrent en ulcères profonds, rongeants et exhalant une fétide odeur ; c'est ce qui arrive surtout pour la plus grosse pustule, la *mère des pians*, comme on l'appelle. Il existe notamment une variété d'ulcère, admise par le docteur Levacher (1) sous la dénomination de *pian déprimé*, qui offre quelque ressemblance avec l'ulcère de Mozambique. Mais le pian présente, concurremment avec cet ulcère, une éruption pustuleuse qui précède ou suit l'apparition de l'ulcère. Nulle trace d'éruption ainsi généralisée dans l'ulcère de Mozambique; celui-ci, comme nous l'avons noté, est le plus unique. De plus, la physionomie des deux ulcères est différente: dans l'ulcère pianique déprimé, le rebord est tendu et élevé, mais n'est pas renversé en dehors, comme dans l'ulcère de Mozambique. La fâcheuse tendance de ce dernier à se recouvrir d'une matière pultacée n'existe pas pour l'ulcère pianique. L'ulcère de Mozambique peut être supprimé sans danger pour la constitution; ce qui n'est pas généralement admis pour l'ulcère pianique. Enfin le pian est une maladie éminemment contagieuse, l'ulcère de Mozambique ne semble pas l'être.

Les caractères différentiels qui séparent l'ulcère de Mozambique des vastes ulcères syphilitiques sont encore plus évidents. Les ulcères syphilitiques n'ont pas un

(1) Levacher, *Guide médical des Antilles*, 1840, p. 295.

pourtour régulièrement circulaire, leurs bords sont droits, perpendiculaires au fond, coupés à pic, et leur fond plat et uni. Nous avons reconnu à l'ulcère de Mozambique un pourtour circulaire et régulier, des bords saillants et renversés en dehors, et un fond présentant la forme d'un godet et devenant ultérieurement inégal et anfractueux. Les vastes ulcères syphilitiques, les gommes ulcérées, sont de plus accompagnés de manifestations antérieures ou concomitantes d'infection générale, qu'on ne retrouve pas dans l'ulcère de Mozambique.

Il est une période de l'ulcère de Mozambique, celle où il se recouvre d'une matière gangréneuse, qui pourrait avoir quelque analogie avec la pourriture d'hôpital. Mais je dois faire remarquer que tous les ulcères de Mozambique ne revêtent pas la forme gangréneuse; celle-ci ne se montre que lorsque l'ulcère, livré à lui-même, envahit de larges surfaces. Pendant tout le temps qui précède cet instant de son évolution, l'ulcère de Mozambique ne pourra être confondu avec la pourriture d'hôpital. Tout ce qu'on peut dire, c'est qu'il arrive un moment de son développement où la gangrène envahit l'ulcère de Mozambique: c'est une simple complication, bien fâcheuse, il est vrai, mais qui ne peut servir à établir la moindre similitude entre deux affections si différentes dans leur invasion, leur siége, leur évolution et leur mode de guérison.

S'il est impossible de confondre l'ulcère de Mozambique avec le pian, avec les ulcères syphilitiques, il est une affection cutanée des pays chauds signalée pour la première fois en 1839, qui offre avec lui des rapports si évidents, que je ne serais pas éloigné de les confondre et de les regarder comme une seule et même maladie : je veux parler de la *plaie de l'Yémen*, décrite par MM. A. Petit (1), C. Harris (2), Aubert-Roche (3). Lorsque j'ai publié mes premières recherches sur l'ulcère de Mozambique, je n'avais pas connaissance des travaux de ces auteurs, et je ne trouvais nulle part dans la science une description d'ulcère qui pût se rapporter à celle de l'affection soumise à mon examen. Mais aujourd'hui je ne puis me refuser à reconnaître de frappantes analogies entre la maladie décrite par M. A. Petit et les ulcères que nous observons si fréquemment à l'île de la Réunion sur les Cafres venus du littoral de Mozambique et des îles qui l'avoisinent.

L'une et l'autre affection ont une prédilection marquée pour des races à peu près semblables, pour les races noires. La plaie de l'Yémen atteint particulièrement les nègres venant de Sennaar, du Kordofan, du Darfour;

(1) A. Petit, *Maladies de l'Arabie et plaie de l'Yémen* (*Revue médicale*, 1839, t. IV).

(2) C. Harris, *The Highlands of Æthiopia*. London, 1842.

(3) Aubert-Roche, *Essai sur l'acclim. des Europ. dans les pays chauds* (*Ann. d'hyg. publ.*, t. XXXI, 1re partie).

l'ulcère de Mozambique s'observe sur les nègres venus du territoire de Mozambique, des îles Comores, de Madagascar.

Toutes deux sont liées à la même zone géographique, bien que ces zones soient situées dans deux hémisphères différents : elles ont, on peut le dire, les mêmes *habitat*, les mêmes stations. La plaie de l'Yémen se rencontre entre le 10e et le 18e degré de latitude nord ; l'ulcère de Mozambique existe entre le 10e et le 18e degré de latitude sud.

Elles sont dépendantes d'un certain degré de température, qui est à peu près le même pour les deux zones où on les observe respectivement ; elles semblent exiger l'une et l'autre une température d'au moins 26 degrés centigrades pour pouvoir se produire.

L'air salin paraît favoriser, ou tout au moins activer le développement de l'une comme de l'autre.

Il est donc permis dès ici de supposer que les causes générales qui président à leur génération sont similaires dans l'une comme dans l'autre zone.

Si l'on compare maintenant la symptomatologie des deux affections, c'est alors que les analogies qui les unissent ressortent d'une façon évidente. Pour mieux les faire saisir, je crois devoir reproduire ici la description que les auteurs que j'ai cités ont donnée de la plaie de l'Yémen.

« Elle offre, suivant eux, trois degrés qui correspondent assez bien aux trois premières périodes que j'ai reconnues à l'ulcère de Mozambique.

» *Premier degré.* — La petite plaie présente, au bout de deux ou trois jours, de l'inflammation à son pourtour, avec gonflement, tandis qu'au centre on remarque une petite eschare. Deux ou trois jours plus tard, il se forme un second cercle inflammatoire, tandis que le premier passe à l'état gangréneux, et que la première, étant tombée, laisse à sa place une dépression par perte de substance, qui augmente rapidement, jusqu'à acquérir la grandeur d'une pièce de cinq francs.

» *Deuxième degré.* — En cinq ou six jours la plaie s'agrandit rapidement jusqu'à égaler la grandeur de la paume de la main, en même temps qu'elle creuse et va attaquer les muscles et les tendons. Sa surface, devenue inégale, présente des piliers, des colonnes charnues entre lesquelles se forment de nouvelles eschares. Les bords se relèvent de plus en plus et se renversent en dehors, deviennent de plus en plus douloureux et s'entourent d'un cercle grisâtre qui se trouve bientôt envahi et confondu dans les nouveaux progrès de l'ulcère. Il n'est pas rare alors de voir la plaie se cicatriser, malgré la destruction des muscles et des tendons; mais au moment où la cicatrice semble complète et durable, à la suite d'un changement dans la direction des vents ou d'une cause interne, cette large cicatrice se parsème de points enfoncés qui la rongent et ramènent en deux ou trois jours l'état primitif. Dans ce degré, les douleurs, insupportables, ne sont plus bornées à la plaie, elles s'étendent le long des muscles, des tendons, des os, et s'opposent par leur continuité au moindre repos. L'os, non encore détruit, est cependant déjà carié et le périoste détruit.

» *Troisième degré.* — La plaie, continuant à s'agrandir en surface et en profondeur, met à nu les articulations et les os, qui se nécrosent, et on les voit s'exfolier ; les phalanges, si le mal est au pied, tombent successivement, lorsque le malade résiste au progrès du mal ; la plaie, pendant ce temps, est recouverte d'eschares gangréneuses humides ou sèches. La suppuration, au premier degré sanguinolente, âcre et enflammant les parties sur lesquelles elle coule, tachant le linge d'une manière indélébile, devient dans le second degré une sérosité grisâtre très-abondante, et revêt dans le troisième degré les modifications ordinaires que donnent la gangrène et la nécrose : elle est en petite quantité dans les cas de gangrène sèche ; elle offre dans le troisième degré l'odeur caractéristique de la gangrène. Dans tous les cas et à tous les degrés, à moins de diarrhée colliquative ou de dysenterie, le pouls est toujours normal, l'appétit développé, les digestions parfaites ; la peau est sèche, décolorée, malgré les douleurs et l'insomnie. La marche et la durée sont très-variables : une plaie peut ne mettre que quinze jours pour arriver au troisième degré, ou mettre plusieurs années. La plaie de l'Yémen peut exister à un seul membre, être multiple, ou même attaquer les deux membres à la fois (1). »

Ne sont-ce pas là tous les caractères de l'ulcère de Mozambique, tel qu'il s'offre à notre observation sur les Cafres qu'on introduit à l'île de la Réunion, et tel que je l'ai décrit avant d'avoir connaissance de l'existence de la plaie de l'Yémen?

Enfin une dernière et bien puissante considération est venue depuis entraîner mes convictions. Elle repose sur l'observation que j'ai faite d'individus venant des lieux mêmes où sévit la plaie de l'Yémen, de Massouah, île placée à l'entrée de la mer Rouge, et qui portaient aux membres pelviens des ulcères de Mozambique parfaitement caractérisés.

Je crois devoir consigner ici ces observations, avec d'autant de raison qu'outre la similitude parfaite qu'elles m'ont permis d'établir entre la plaie de l'Yémen et l'ulcère de Mozambique, elles ont encore servi à me faire constater ce dernier ulcère sur des hommes de race caucasique.

Le navire *la Léonie*, capitaine de Floris, partit de l'île de la Réunion le 23 mai 1857 pour Zanzibar, où il arriva à la fin du même mois. Durant un séjour de huit jours qu'ils firent dans ces parages, les matelots de la

(1) Boudin, *Traité de géogr. et de statist. médicales*, 1857, t. II, p. 665.

Léonie ne descendirent à terre que pour les besoins du navire; ils n'eurent aucune relation avec les gens du pays, et ne remarquèrent pas que ceux-ci eussent des plaies aux jambes.

De Zanzibar, la *Léonie* fit voile vers Aden, et de ce dernier point vers l'île de Massouah, à l'entrée de la mer Rouge, vis-à-vis des côtes de l'Abyssinie, et par 15° 36′ de latitude nord. La traversée de Zanzibar à Massouah s'effectua en quatorze jours, et quoiqu'il y eût à bord quatre immigrants pris à Zanzibar, on n'observa aucun ulcère, aucune plaie ni sur ceux-ci, ni sur les hommes de l'équipage. Pendant un séjour de deux mois à l'île de Massouah, sur 18 officiers ou matelots composant l'équipage de la *Léonie*, 9 individus furent atteints d'ulcères; et sur 20 immigrants abyssins qu'on y embarqua, un seul le fut.

Ce qu'il y a de digne d'être noté, c'est que les hommes atteints ne descendirent à terre qu'une seule fois pour y rester deux heures, et qu'il y en eut même un qui n'y descendit pas. Le seul Abyssin pris d'ulcère le fut le dernier de tous, et longtemps après que les neuf matelots eurent été atteints. Cet immigrant, dont l'ulcère était resté stationnaire pendant longtemps, se jeta à la mer dans le but de se noyer. Le lendemain de cet accident, et ce fait n'échappa à aucun homme du bord, l'ulcère prit un développement considérable et passa rapidement à la période de progrès.

Ces malades étaient d'ailleurs journellement pansés par le capitaine et le lieutenant; ils étaient en contact continu avec tous les hommes du bord; et jamais on ne remarqua que la maladie pût se transmettre.

La *Léonie* arriva à l'île de la Réunion le 21 novembre 1857, et dirigea sur l'hôpital civil de Saint-Denis quatre matelots atteints d'ulcères, et dont je rapporte ici les observations.

Observation Ire. — Zébeau, âgé de dix-huit ans et demi, n'a jamais eu d'antécédent syphilitique. Il raconte que le lendemain de son arrivée à Massouah, il remarqua à la partie antérieure, et vers le bas de la jambe, un petit bouton de la grosseur d'une tête d'épingle, qui ne lui sembla pas contenir de liquide. Ce petit bouton était rouge et pointu : il n'excita aucune réaction générale et n'était le siége d'aucune démangeaison. En cinq ou six jours, il augmenta jusqu'à prendre le volume d'un œuf de poule. Rouge dans sa partie supérieure, violacée dans la portion inférieure, cette grosseur resta dure et n'offrit pas encore de liquide dans son intérieur : il n'y avait pas de douleur manifeste. Mais à partir de cette époque, cette tumeur se ramollit, et onze jours après son début, Zébeau la perça : il s'en écoula la valeur d'un dé à coudre d'un pus légèrement sanguinolent. L'ulcère qui en résulta fut pansé avec un mélange de poudre de charbon et d'alun. Sous l'influence de ce topique, il s'agrandit sensiblement : d'abord de la largeur d'une pièce de 50 centimes, il atteignit bientôt le diamètre qu'il présente aujourd'hui.

A son entrée à l'hôpital, Zébeau offre à la partie antérieure et inférieure de la jambe droite un ulcère circulaire de 4 centimètres de diamètre, à bords saillants et renversés en dehors, à fond grisâtre, à odeur fétide. Il s'en écoule une sanie ichoreuse et abondante ; l'ulcère est entouré d'un cercle érythémateux, et les tissus environnants sont légèrement œdématiés.

Zébeau raconte qu'à trois reprises différentes l'ulcère a semblé marcher vers la cicatrisation et le fond se mettre de niveau avec la peau; mais ces améliorations furent trompeuses; les bords redevenaient saillants, et l'ulcère se maintint toujours à sa période de progrès.

Observation IIe. — Olivier, âgé de dix-huit ans, sans antécédent syphilitique. Un mois après son arrivée à Massouah, et sans qu'il fût descendu à terre, il ressentit à la région postérieure de la jambe gauche, au-dessous du mollet, une démangeaison assez vive, provoquée par un petit bouton de la grosseur d'une tête d'épingle. Ce bouton était entouré d'un cercle rouge de la largeur d'une pièce de 25 centimes. Le malade le gratta, le déchira, et il s'en écoula un peu de pus. Il en résulta un petit ulcère qui s'agrandit progressivement, mais avec assez de lenteur. Le malade attribua cet agrandissement à l'influence de l'eau de mer.

La matière âcre et sanieuse qui s'en écoulait, en passant sur le bas de la jambe, provoqua le développement d'une quarantaine de petites vésicules, de la grosseur aussi d'une tête d'épingle. Deux ou trois jours après leur formation, ces vésicules se sont rompues en donnant issue à un peu de pus. Elles se sont toutes réunies, et ont donné naissance, quinze jours après leur début, à un second ulcère situé au-dessous du premier.

L'un et l'autre offrent aujourd'hui tous les caractères de l'ulcère de Mozambique à la période de progrès.

Observation IIIe. — Lefloc, âgé de dix-neuf ans. Quelques jours après son départ de Massouah, il fut atteint d'une petite écorchure au cinquième orteil gauche. Il en est résulté un ulcère caractéristique, occupant toute la face dorsale de l'orteil, et offrant un diamètre antéro-postérieur de 3 centimètres et un latéral de 2 centimètres. L'ulcère, entouré d'un gonflement assez considérable, est grisâtre, les bords en sont saillants et renversés en dehors : il s'en écoule une sanie sanguinolente et fétide.

L'os de la phalange fut bientôt carié, et une amputation de l'orteil jugée capable seule de remédier aux désordres qui en furent la conséquence : elle fut pratiquée trois jours après l'entrée de Lefloc à l'hôpital. La réunion immédiate ne put être obtenue : la plaie prit pendant plusieurs jours un aspect blafard ; mais le traitement général auquel le malade fut soumis dès son entrée finit par imprimer une meilleure tendance à la plaie, et la guérison eut lieu.

Observation IVe. — Lebouquin, âgé de trente-quatre ans. Un mois après son arrivée à Massouah, il se fit sur la partie dorsale du premier orteil gauche une écorchure avec un fragment de corail. Cette petite plaie resta stationnaire pendant un mois. Mais sous l'influence de la fatigue, de la malpropreté et du contact de l'eau de mer, elle s'agrandit considérablement. Tantôt rouge, tantôt violacé, l'ulcère qui en résulta présenta des alternatives d'amélioration et de progrès. Aujourd'hui il offre tous les caractères de l'ulcère de Mozambique à la période de réparation.

Aussi, pour nous, l'ulcère de Mozambique est une affection spéciale, plus particulière à la race noire, présentant de grands traits de ressemblance avec la plaie de l'Yémen, si elle n'est pas de même nature, et dont on peut préciser les caractères ainsi qu'il suit :

Ulcère le plus souvent unique, non contagieux, à pourtour circulaire, à bords saillants et renversés en dehors, siégeant aux membres pelviens, ayant une grande tendance à dévorer les tissus en profondeur, et à carier les os, quand il atteint leur surface.

V. — Pronostic.

Le pronostic de l'ulcère de Mozambique n'a pas une très-grande gravité par lui-même. Il ne devient sérieux que si la maladie est abandonnée à elle-même, et si l'ulcère envahit de larges surfaces. Dans ce cas, il augmente d'une façon incessante, porte ses ravages jusque sur les os sous-jacents, qu'il carie, et détermine une si abondante suppuration, que la constitution en ressent une profonde perturbation : une funeste terminaison peut même en être la conséquence. L'amputation est souvent la seule chance d'arrêter les progrès du mal.

Mais telle n'est pas toujours l'issue de cette affection. Si, en effet, un traitement approprié est opposé à l'extension de l'ulcère, celui-ci se guérit, sans que l'économie semble souffrir de la suppression. On éprouve néanmoins une certaine résistance de la part de l'ulcère, et il faut un temps assez long pour en triompher. Deux et trois mois d'un traitement soutenu sont fréquemment nécessaires pour atteindre ce but.

VI. — Étiologie. — Essais d'inoculation.

J'arrive à l'un des points les plus intéressants de l'histoire de l'ulcère de Mozambique. Quelles sont les causes qui semblent présider à son développement? Est-il transmissible par voie de contagion? Il se rattache surtout un sérieux intérêt à l'élucidation de la seconde question; l'hygiène publique en réclame vivement la solution. S'il était, en effet, admis que ces ulcères eussent des propriétés contagieuses aussi certaines, aussi énergiques que celles qu'on a bien voulu leur reconnaître, cette opinion ne tendrait rien moins qu'à compromettre l'immigration africaine dans les colonies, par suite des mesures sanitaires qu'elle entraînerait après elle.

Mais avant d'aborder ce point important, établissons que l'ulcère de Mozambique se montre de préférence sur les hommes : rarement la femme en est atteinte. Sur trente-cinq individus affectés de cet ulcère, qui dans l'espace de deux mois furent dirigés sur l'hôpital civil, je n'ai observé qu'une femme qui en fût atteinte. Chez le plus grand nombre, la maladie se montre de douze à vingt-cinq ans. Je n'ai vu l'ulcère sur aucun vieillard. Cependant, je dois le dire, l'immunité dont semble jouir le vieillard pourrait bien n'être qu'apparente; parce que l'immigration, ne recrutant que des hommes valides et aptes aux travaux de l'agriculture, rebute les individus d'un âge avancé, et qu'il ne nous est pas possible dès lors d'établir le degré de fréquence de cet ulcère sur les vieillards.

Étiologie. — Parmi les causes qui président au développement de l'ulcère, celles qui semblent en dominer la pathogénie, et qui doivent surtout être prises en sérieuse considération, ce sont les causes générales. La plus capitale se retrouve dans un état particulier de la constitution spécial à ces races, et que des conditions semblables à celles au milieu desquelles elles sont placées peuvent créer aussi chez les races blanches. Cet état se résume dans une asthénie normale, si je puis dire, dans une sorte de diminution des actions organiques.

Je n'oserais pas avancer que cet état soit l'adynamie proprement dite, puisqu'il n'y a encore aucune lésion appréciable antécédente ou concomitante de l'économie ; en un mot, il n'y a pas maladie déjà caractérisée, mais prédisposition marquée à subir des formes morbides dont la physionomie générale emprunte à cet état des caractères tout particuliers. Etudiez la dysenterie qui affecte ces races noires, considérez la nature de leurs ulcères, pesez une sorte d'anémie qui leur est habituelle, et vous ne tarderez pas à comprendre et à admettre l'empire que cet état exerce sur leurs maladies.

Mais, il faut le dire, cet état n'est pas seulement primitif; il se développe et s'entretient sous l'action de causes qu'on peut apprécier jusqu'à un certain point. Accidentelles dans certaines calamités publiques qui oppriment les peuples civilisés, elles deviennent, on peut dire, endémiques chez ces rares sauvages, et il est possible d'en retrouver les sources dans les modificateurs même de l'hygiène. Il convient donc de les passer en revue et d'apprécier de quelle façon ils agissent sur les races noires que l'immigration introduit dans les colonies.

De tous les modificateurs dont l'homme puisse éprouver des effets, l'alimentation est un des plus puissants. On n'ignore pas la fâcheuse influence que des aliments insuffisants et malsains exercent sur l'organisme. Ils tendent alors, par la continuité de leur usage, vers la dépression croissante des forces, vers la débilité la plus manifeste. Or, ces conditions bromatologiques sont habituelles chez les races noires de l'Afrique, surtout chez celles que des guerres intestines condamnent aux chances d'un esclavage sans cesse renaissant. Conduits de l'intérieur des terres par des trafiquants arabes pour être ensuite livrés aux navires introducteurs, les vaincus sont soumis pendant ce voyage à toutes sortes de privations. Ce n'est qu'avec peine qu'ils peuvent se procurer quelques racines alimentaires, qui fournissent à leurs organes des matériaux insuffisants et appauvris.

D'incessantes fatigues, sous un soleil ardent, viennent ajouter leurs effets débilitants à ceux que provoque une alimentation insuffisante. Il n'est pas jusqu'au système nerveux qui ne soit chez eux une cause de débilité générale. Dans l'état d'esclavage où ils sont plongés, les passions les plus dépressives les accablent ; et les nostalgiques terreurs qui les poursuivent ne s'évanouissent que lorsqu'ils sont rendus au travail libre des colonies, et que les bons procédés dont on les y entoure leur font oublier leurs anciennes privations. Mais leur constitution en a déjà subi de profondes atteintes, qui ont puissamment favorisé le développement de ces ulcères gangréneux, de ces dysenteries purulentes dont ils nous offrent le triste spectacle.

Si des causes générales nous passons aux causes occasionnelles, nous en trouvons une qui, selon moi, exerce une action si manifeste, que je ne sais même pas s'il ne serait pas convenable de la ranger dans le premier ordre de causes : je veux parler de l'air salin, du contact de l'eau de mer. Mais comme cette cause ne suffirait pas seule pour produire l'ulcère de Mozambique, attendu qu'on le rencontrerait dans bien d'autres localités maritimes situées sous les tropiques, j'ai dû la conserver au nombre des causes occasionnelles.

Son influence a d'ailleurs été signalée dans la plaie de l'Yémen, qui est plus commune sur le littoral de la mer et devient plus rare à mesure qu'on s'en éloigne. Elle a été aussi indiquée par M. Massip (1) dans une autre affection cutanée de l'Algérie, qui appartient peut-être à la même famille pathologique que la plaie de l'Yémen, que l'ulcère de Mozambique, dans le *bouton*

(1) Massip, *Essai sur le bouton de Biskara* (*Rec. de méd. milit.*, t. XI, 2e série).

de Biskara ou *des Zibans*. Cette dernière s'observe sur les bords de la rivière l'*Oued-el-Kantara*, qui coule pendant quelque temps au milieu de hautes montagnes formées de sel gemme, et qui acquiert par là des qualités semblables à celles de l'eau de mer. Bontius (1) notait encore l'influence de ce modificateur physique dans une affection cutanée caractérisée aussi par des ulcères offrant quelque rapport avec ceux qui font le sujet de ce travail, dans le *bouton d'Amboine*. « Si vero » ulcerari contingat, » dit-il, « materiam lentam et gum- » mosam a se reddunt, attamen tam acrem et morda- » cem, ut profunda et cava ulcera oriantur, cum labiis » callosis et inversis... Hic affectus originem trahit... » tum ex aere vaporibus salsis e mari undique ascen- » dentibus infecto. »

Enfin, j'en trouve une preuve palpable dans l'observation de cet Abyssin de la *Léonie*, dont l'ulcère prit en vingt-quatre heures un développement considérable et revêtit les caractères de l'ulcère de Mozambique confirmé, par suite d'un contact prolongé avec l'eau de mer, et dans les observations II et IV. En voici encore une, qui montre une plaie simple d'abord, revêtant, sous l'influence de l'eau de mer, les caractères de l'ulcère de Mozambique.

OBSERVATION V[e]. — Dans un naufrage que fit le navire *la Maris Stella* aux îles Comores en décembre 1857, un Africain

(1) Bontius, *Hist. nat. et medica*, lib. II, caput XIX.

acclimaté à l'île de la Réunion par un séjour de plus de vingt ans, et servant de cuisinier à bord, fut blessé à la jambe gauche. Pour sauver des compagnons de voyage et pour sa sûreté personnelle, il fut contraint de rester une demi-journée dans l'eau de mer. Il revint plus tard à l'île de la Réunion, et à la place de la plaie de jambe qu'il portait, il présenta un ulcère de Mozambique parfaitement caractérisé.

Une plaie simple, toute égratignure la plus bénigne en apparence, peut aussi devenir la cause occasionnelle d'un ulcère.

Sans vouloir amoindrir en aucune façon l'influence manifeste que les modificateurs physiques et dynamiques exercent sur le développement de cet ulcère, il convient d'y joindre aussi celle que la race imprime à cette forme pathologique. Pendant longtemps, cet ulcère fut pour moi, comme la plaie de l'Yémen, le partage exclusif de la race noire. Si quelques rares exceptions sont venues depuis montrer la possibilité de son développement sur les Européens, il n'en est pas moins vrai que l'ulcère de Mozambique, comme le pian, comme le crabe, est spécial à la race noire. Chercher à sonder les motifs de cette préférence nous entraînerait dans d'inutiles hypothèses. Contentons-nous de constater ce fait remarquable, et il nous autorisera à reconnaître que si l'hygiène propre à ces peuples joue un rôle important dans la production de cet ulcère, il n'en faut pas séparer l'influence primitive de la race.

En résumé, les causes générales de l'ulcère de Mozambique se retrouvent dans une alimentation insuffisante et malsaine, dans la nostalgie et les privations de toutes sortes, développant chez les races noires d'Afrique un état asthénique qui favorise la production de cet ulcère. L'influence de la race n'y semble pas étrangère.

La cause occasionnelle est le contact de l'eau de mer, toute plaie, toute égratignure. Inutile de dire que j'écarte la contagion du nombre des causes probables de cet ulcère.

Ceci me conduit naturellement à examiner cette seconde question.

Essais d'inoculation. — Lorsque les premiers ulcères que je viens de décrire furent envoyés à l'hôpital civil, ils furent qualifiés *ulcères pianiques.* Je crois avoir surabondamment prouvé qu'aucune analogie ne peut être admise entre ces ulcères et le pian. Je voulus encore puiser dans les propriétés non contagieuses de cet ulcère un nouvel argument, qui devait éloigner toute assimilation possible entre ces deux affections.

J. Thomson (1), comme on sait, admettait la contagion du *yaws*, et disait avoir inoculé avec succès la matière d'un ulcère. Les médecins français des colonies de l'ouest (2) reconnaissaient au pian de semblables

(1) J. Thomson, *Remarks on the tropical diseases.*

(2) Bajon, *Mémoires pour servir à l'histoire de Cayenne.* — Dasille, *Observ. sur les maladies des nègres.* — Chopitré, *Aperçu sur le pian.* — Levacher, *op. cit.*, p. 302.

propriétés. Swediaur (1) allait même jusqu'à indiquer la possibilité de sa transmission par le moyen de petites mouches, fort communes dans les pays chauds, qui, après qu'elles se sont reposées sur une personne infectée, venaient se placer sur le coin des paupières, ou sur les angles de la bouche, ou sur une partie légèrement écorchée.

La question de contagion de l'ulcère de Mozambique, résolue dans un sens ou dans l'autre, pouvait donc, outre les enseignements que l'hygiène publique devait en retirer, justifier les analogies ou établir les différences qui existent entre cet ulcère et le pian. Pour élucider cette importante question, je fis les expériences suivantes.

Je choisis, parmi les ulcères des premiers Cafres qui entrèrent à l'hôpital, celui qui me parut le plus caractéristique, et que portait *Diguili*, n° 333 (obs. X). Avant qu'aucun caustique ou onguent fût appliqué sur l'ulcère, du moins à l'hôpital, je pris avec la lancette du pus dont il était abondamment baigné, et au moyen de deux piqûres je transportai ce pus sous l'épiderme, à la partie externe de la jambe droite de deux Mozambiques de la même bande. Ces inoculations furent pratiquées le 13 septembre 1856. Chaque jour j'observai avec soin le résultat de ces premières expériences. Jusqu'au 25 septembre, époque de leur sortie de l'hôpital,

(1) Swediaur, *Malad. vénér.*, t. II, p. 322.

c'est-à-dire douze jours après l'insertion du pus, il ne se manifesta rien, pas même la moindre élevure indiquant une modification morbide dans la partie soumise à l'inoculation.

Je ne m'arrêtai pas à ces essais. Je pensais que peut-être ces ulcères, comme le chancre syphilitique, présentaient dans leur évolution pathologique deux états, pendant lesquels leur susceptibilité virulente était variable, et que la période de début pouvait seule favoriser la contagion. J'avisai alors un ulcère à cette période, placé sur la face dorsale du pied de *Cazambi*, n° 317 (obs. VI). J'inoculai, le 15 septembre, la matière séro-purulente qui s'en écoulait, sur deux autres Mozambiques. — Le 26 septembre, résultat négatif.

Je n'étais pas encore satisfait : je n'avais surveillé mes inoculés que pendant dix à douze jours. Il se pouvait qu'une incubation plus prolongée fût nécessaire pour l'explosion du mal. J'attendis donc de nouvelles occasions de répéter mes inoculations et de les surveiller un plus long temps.

Le 2 octobre, le navire *la Ville-de-Metz* m'envoya cinq autres Mozambiques atteints des mêmes ulcères. Le même jour, j'inoculai par quatre piqûres un Cafre avec du pus pris sur un de ces ulcères. — Après vingt jours d'inoculation, résultat encore négatif.

Enfin, une dernière expérience ne laissa plus de doute dans mon esprit. Je choisis un Cafre en convalescence d'une de ces affections intestinales si communes parmi eux, et nullement atteint d'ulcère. J'agissais ainsi pour qu'on ne pût pas m'opposer que les Cafres que je prenais pour mes essais étaient déjà saturés du principe virulent qui engendre l'ulcère, en supposant toutefois (bien gratuitement, je dois l'avouer) une absorption semblable à celle du virus variolique, syphilitique ou autre. Je lui fis appliquer sur la jambe un petit vésicatoire. L'épiderme enlevé, je déposais sur le derme dénudé une assez grande quantité de la matière d'un ulcère, je recouvris la petite plaie d'un verre de montre, et le tout d'un bandage roulé. Le lendemain, je levai l'appareil, qui était resté tel que je l'avais placé. J'avais ainsi laissé la matière de l'ulcère en contact pendant vingt-quatre heures avec le derme dénudé, une des voies d'absorption les plus actives ; et le cinquième jour, le petit vésicatoire était sec, sans qu'aucun ulcère contagieux en eût pris la place. Quinze jours après que cette expérience eut été faite, rien ne s'était manifesté sur ce Cafre.

En présence de résultats de cette nature, il m'était impossible de reconnaître à l'ulcère de Mozambique des propriétés contagieuses. Durant le cours de mes expérimentations, mon confrère et ami le docteur Vinson publia cependant, dans un journal de la colonie, un article dans le but de signaler cet ulcère comme une affection *éminemment contagieuse*, se propageant avec rapidité sur les établissements où il s'en trouve quelques cas, pouvant transformer les moindres blessures ou ulcères semblables par le transport du virus sur leurs surfaces, et être même transmise par les *mouches contagieuses*. C'était, on le voit, reconnaître à cet ulcère un mode de transmission aussi énergique que celui de la pustule maligne, plus actif que celui du chancre. De telles assertions étant en parfaite contradiction avec les résultats de mes expériences, je proposai à mon confrère de répéter en sa présence les inoculations que j'avais pratiquées. Je désirais d'autant plus ces expériences contradictoirement faites, qu'il me disait avoir, par l'inoculation, donné naissance à un ulcère de Mozambique.

Le Cafre qui le portait fut envoyé à l'hôpital.

Je pus examiner cet ulcère et le suivre dans sa marche. Il ne m'offrit pas les caractères si saillants de ceux que j'avais vus jusqu'alors. Je ne lui opposai aucune médication, et le laissai se développer à sa guise. Il ne tarda pas à marcher vers la cicatrisation comme une plaie simple, sans présenter la tendance de l'ulcère de Mozambique à se perpétuer et à envahir incessamment les tissus. Je me servis de plus de la matière qu'il sécrétait pour faire une inoculation, qui ne produisit rien de significatif. —Je ne pus dès lors tenir ce résultat pour un cas de transmission immédiate. Toute matière septique et non virulente introduite au milieu du derme, eût pu produire quelque chose de semblable. On ne doit admettre la contagion virulente que lorsque l'on est parvenu à reproduire un individu morbide semblable à tous égards à celui qui lui a donné naissance, et pouvant être lui-même le point de départ d'une nouvelle transmission.

Aussi le fait cité par le docteur Vinson n'avait-il à mes yeux qu'une valeur négative; et pour juger définitivement la question de contagiosité de cet ulcère, fort importante pour l'hygiène publique et pour l'avenir de l'immigration africaine, je répétai en présence de mon confrère mes essais d'inoculation.

Le 24 novembre, je pris sur l'ulcère du Cafre *Ambaré,* n° 17, et qui était situé à la partie antérieure de la jambe droite, du pus que j'inoculai : 1° sur la partie interne de la jambe gauche du même individu, par deux piqûres; 2° sur la partie externe de la jambe gauche de *Aizoa,* n° 25; 3° dans une incision faite à la partie externe de la jambe gauche de *Nagoumania,* n° 118, et qui pénétrait jusqu'au tissu cellulaire sous-cutané; 4° de la plaie de *M'Cananobola,* n° 117, que mon confrère me donnait pour une fille de l'ulcère de Mozambique, je pris du pus, que j'inoculai sur la jambe droite de *Aizoa,* n° 25.

Après quinze jours d'inoculation, les résultats de ces nouvelles expériences ont encore été négatifs. Chez un seul Cafre, une des piqûres, le cinquième jour, s'est un peu soulevée, comme si une pustule allait se développer; mais deux jours après, la cicatrisation était complète. Les lèvres de l'incision du n° 118 ont été légèrement irritées; mais ce phénomène a été de courte durée.

Depuis, j'ai repris à nouveau cette importante question de contagion, et transportant dans mes expériences le *modus faciendi* des syphilographes, je les ai variées de toutes les façons possibles. A mes précédents essais j'ai pu ajouter les suivants :

Dans des incisions faites à la jambe j'ai placé plusieurs fils trempés dans la matière de l'ulcère, et je les ai laissés en place vingt-quatre et quarante-huit heures.

Sur des piqûres de sangsues récemment produites et débarrassées de leur caillot et du sang qui s'en écoulait, j'ai déposé du pus pris sur des ulcères.

J'ai réitéré mes inoculations en faisant des catégories correspondant aux différentes périodes de l'ulcère.

Et dans aucun cas, je ne suis parvenu à reproduire l'ulcère de Mozambique. De quelque façon que je l'aie pratiquée, l'inoculation, ce critérium de la contagion virulente, n'ayant, entre mes mains, produit de résultat significatif, je ne puis reconnaître à l'ulcère de Mozambique des propriétés contagieuses (1).

(1) Il n'est pas sans intérêt de faire remarquer à ce sujet que la plaie de l'Yémen n'a présenté de caractère contagieux à aucun des observateurs qui l'ont étudiée dans les stations mêmes où elle sévit ; et que l'ulcère de Saïgon ou de Cochinchine, qui offre aussi avec l'ulcère de Mozambique une si parfaite analogie, n'a pas été reconnu susceptible de transmission.

VII. — Traitement.

Il me reste à examiner le traitement qu'on peut opposer à cette affection. L'art doit ici intervenir pour arrêter la marche progressive de l'ulcère et arriver à en opérer la guérison. Je dois d'abord dire qu'un traitement général m'a semblé sinon dangereux, du moins inutile. Quelques médecins ont, en effet, employé à l'intérieur l'iodure de potassium et les préparations mercurielles (liqueur de van Swieten). Je crois avoir suffisamment démontré les différences qui existent entre cet ulcère et la syphilis ; et je ne m'explique pas dès lors l'opportunité d'une médication spécifique, altérante, sur des constitutions qu'il faut au contraire soutenir par un régime analeptique. Aussi je n'ai administré intérieurement aucun médicament à mes malades. Je me suis appliqué à les soutenir par une nourriture substantielle, et j'ai porté toute ma sollicitude sur les moyens externes.

Parmi ceux-ci, je me suis adressé aux caustiques liquides et aux onguents excitants. J'ai employé le nitrate acide de mercure et la teinture d'iode caustique, dont j'avais reconnu les bons effets dans les gommes ulcérées, entre les mains de mon ancien maître, M. Cullerier. La formule de ce caustique est la suivante :

Eau distillée....................	32 grammes.
Iodure de potassium............	aa 16 grammes.
Iode pur......................	

Ces caustiques m'ont procuré des résultats assez avantageux, mais moins prompts que les onguents excitants, et parmi eux l'onguent égyptiac. Les lotions avec une solution de chlorure de soude ou de sulfate de fer m'ont paru si peu modifier l'ulcère, que j'ai bientôt renoncé à leur emploi, du moins comme moyen principal.

Enfin il arrive que, malgré tous ces agents thérapeutiques, l'ulcère de Mozambique entre dans sa période de mortification et fait de si rapides progrès, qu'il faut à tout prix en borner les ravages et modifier la tendance des tissus à se mortifier. Un moyen qui, dans ce cas, m'a quelquefois réussi, c'est un onguent au guano (axonge, 30 grammes; guano, de 2 à 4 grammes). Sous l'influence de ce topique, quelque empirique qu'il soit, toutes les parties gangrenées ont été éliminées; les chairs, de blafardes et grisâtres qu'elles étaient, ont pris une couleur rosée, la suppuration est devenue louable et sans fétidité. L'ulcère, au moindre contact, saignait facilement, et je suis parvenu à le faire passer de cette fâcheuse période de mortification à celle de séparation.

Le topique ammoniacal, dont le guano devient ainsi la base, ne tend qu'à modifier le caractère gangréneux de l'ulcère, et à développer à sa surface une inflammation plus franche, qui en favorise la cicatrisation ultérieure. Mais, je dois le dire, ce moyen ne m'a pas toujours satisfait.

J'ai dû faire de nouveaux essais, et après les avoir

variés de diverses sortes, je me suis arrêté à la médication externe suivante, qui m'a sans cesse donné les résultats les plus certains et les plus rapides. Le caustique auquel je donne la préférence est l'acide sulfurique. Si l'ulcère est peu étendu, je le touche avec l'acide sulfurique du commerce ; s'il occupe de larges surfaces, pour éviter de trop vives douleurs, je l'étends dans un peu d'eau. Non-seulement cet acide cautérise et modifie la surface ulcéreuse, mais par son avidité pour l'eau, il absorbe la matière sanieuse qui s'en écoule avec abondance. Il carbonise la matière pultacée qui la recouvre, forme une eschare toute racornie, qui se détache au bout de quatre à cinq jours, et laisse à sa place une surface rouge, qui présente plus de tendance à la cicatrisation. Je répète, s'il y a lieu, cette cautérisation plusieurs fois, et je me borne ensuite à appliquer sur l'ulcère des cataplasmes émollients. Si ceux-ci, par un usage trop prolongé, endorment la vitalité de la plaie, je la réveille par l'application d'alun calciné.

Tel est le moyen topique qui m'a le mieux réussi, et que j'emploie journellement. Je n'ai pas besoin de répéter qu'il ne faut pas négliger à l'intérieur l'emploi des toniques analeptiques. Le succès constant de cette médication interne vient à son tour confirmer mon étiologie et justifier l'état général qui préside au développement de cette affection. « *Naturam morborum curationes ostendunt.* »

Il est néanmoins des cas où l'on vient se heurter contre cette tendance gangréneuse de l'ulcère de Mozambique et où l'amputation reste comme seule chance d'en borner les ravages. Mais il ne faut pas oublier que cet ulcère, arrivé à cette période, est entretenu par un état cachectique des plus prononcés, et qu'il faut mettre le malade, par un régime convenable, dans les conditions nécessaires au succès de l'opération. L'inobservation de cette règle thérapeutique a été cause des insuccès qui ont suivi l'amputation dans des cas de cette nature, et de l'opinion généralement accréditée que la surface amputée se changeait elle-même en l'ulcère qu'on cherchait à éviter.

VIII. — Observations particulières.

En terminant, je crois convenable de citer un certain nombre d'observations d'ulcère de Mozambique, qui le feront connaître à ses différentes périodes et à divers degrés de gravité.

Ulcère à la période de début; lenteur excessive de sa marche.

Observation VIe. — Cazambi, n° 317 (homme), âgé de douze ans. Etat général satisfaisant. Il nous apprend que la maladie date de son pays.

Sur la partie dorsale du pied droit, à la réunion des troisième et quatrième métatarsiens avec la deuxième rangée du tarse, petit ulcère blafard, parfaitement circulaire, ayant un centimètre de diamètre, entouré d'un décollement circulaire de la peau d'un centimètre de large. Les tissus qui l'entourent sont le siége d'un gonflement œdémateux qui s'étend assez loin. L'ulcère est complétement indolent, et se recouvre facilement d'une croûte jaunâtre. Le liquide qui s'en écoule est peu abondant, et légèrement purulent.

Entre le premier et le deuxième orteil, petit ulcère linéaire, sous forme d'une fissure blafarde, à peu près aride.

Prescription. — Lotions avec le sulfate de fer. Cérat de Galien. — Nourriture substantielle.

Le 25 septembre, sortie de l'hôpital, sans que la maladie ait été sensiblement modifiée.

Cette observation est intéressante en ce qu'elle nous offre un ulcère à sa période de début, qui s'y maintient durant l'espace de trois mois, sans revêtir les caractères de l'ulcère confirmé. Elle nous montre avec quelle lenteur cette affection peut quelquefois se développer.

Ulcère à la période de progrès.

Observation VIIe. — Foutonna, n° 318 (homme), âgé de treize ans. La maladie date de son pays.

A la partie moyenne et interne de la jambe droite, vaste ulcère circulaire de 6 centimètres de diamètre, à bords saillants et renversés en dehors. Le fond, animé, excavé en forme de godet, offre des fongosités assez volumineuses et saigne avec facilité. L'ulcère pénètre jusqu'aux masses musculaires, et donne issue à une sanie ichoreuse très-fétide et abondante. Les tissus qui environnent l'ulcère sont œdématiés. Ulcère très-douloureux, sans que les douleurs aient le caractère nocturne.

Prescription. — Lotions avec l'eau chlorurée. Tisane amère. — Bonne nourriture.

Le 15 septembre, cautérisation avec le nitrate acide de mercure.

Le 17, l'ulcère est moins bourgeonnant, moins douloureux et semble prendre un meilleur aspect. (Cautérisation.)

Le 20, l'ulcère est recouvert d'une énorme croûte noirâtre, qui cache sous elle un pus épais. (Cataplasmes pour détacher la croûte et mettre l'ulcère à nu.)

Le 22, l'ulcère offre les bourgeons charnus de la cicatrisation. (Cautérisation.)

Le 25, meilleur aspect. La cicatrisation marche assez bien. La réparation est manifeste, les bords se nivellent, les chairs remontent, l'ichor se tarit. — Sortie de l'hôpital.

Ulcère à la période de réparation.

Observation VIIIe. — Téradié, n° 323 (homme), âgé de quatorze ans. État général satisfaisant.

A la région postérieure de la jambe droite, et à la réunion du tiers inférieur avec les deux tiers supérieurs, ulcère de 5 centimètres de diamètre, oblong, à bords assez plats, peu proéminents, à surface bourgeonnante; il semble marcher vers la cicatrisation.

A la partie externe et supérieure de la même jambe, et à la partie antérieure et moyenne de l'autre jambe, plusieurs boutons de la grosseur d'une fève, desséchés et recouverts d'une croûte brunâtre, qui semblent étrangers à l'affection qui nous occupe et offrent tous les caractères de l'ecthyma.

(Cautérisation de l'ulcère avec la teinture d'iode caustique, tous les matins jusqu'au 25 septembre, époque de la sortie de l'hôpital. Alors la cicatrisation est à peu près terminée.)

Ulcère avec nécrose du tibia.

Observation IXe. — Adiahouziva, n° 325 (homme), âgé de douze ans. Maladie contractée dans son pays.

A la partie antérieure et moyenne de la jambe gauche, ulcère de 3 centimètres de diamètre, oblong, fongueux, saignant facilement, excavé, recouvert d'une bouillie sanguinolente et reposant sur des tissus gonflés. Au centre de l'ulcère apparaît le tibia dénudé, noirâtre. Si on le percute avec un stylet, on éprouve la sensation que donne un séquestre presque détaché. L'ulcère est très-douloureux et le tibia est gonflé dans la portion qui le supporte.

(Lotions d'eau chlorurée. Cérat de Galien.)

Le 16 septembre, le séquestre est mobile, et je l'extrais. Il a 6 centimètres de long sur un de large et est assez épais.

Le 17, l'ulcère a une couleur de chair vive et saigne moins. (Cautérisation avec la teinture d'iode caustique.)

Le 19, le fond de l'ulcère se met de niveau avec la peau et offre l'aspect des plaies qui veulent se cicatriser. (Cautérisation *ut suprà.*)

Le 22, la cicatrisation marche fort bien.

A la partie externe de la jambe, non loin de l'ulcère, existait un autre petit ulcère, large comme une pièce de cinquante centimes et qui saigne beaucoup. — Amélioration sensible sous l'influence des cautérisations avec la teinture d'iode caustique.

Le 25, sortie de l'hôpital.

Ulcère revêtant le caractère serpigineux et nécessitant l'amputation de la cuisse. — Mort.

OBSERVATION X[e]. — Diguili, n° 333 (homme), âgé de quatorze ans. État général satisfaisant à son entrée à l'hôpital, le 12 septembre.

A la partie interne de la jambe gauche, immédiatement au-dessous de l'articulation du genou, vaste ulcère oblong, de 11 centimètres de long sur 9 de large, profondément excavé, à bords saillants et renversés en dehors, à fond grisâtre, offrant des fongosités végétantes assez grosses, saignant quand on les touche et donnant issue à une sanie fétide et abondante. Les tissus environnants sont œdématiés. L'ulcère est très-douloureux : nuit et jour il arrache des cris au malade. (Cautérisation avec la teinture d'iode caustique.)

Le 17 septembre, l'ulcère prend le caractère serpigineux : le segment inférieur et interne se recouvre d'une matière pultacée ; ses bords sont saillants et très-renversés en dehors, son fond anfractueux ; tandis que le segment supérieur et externe présente des bords moins épais et une surface assez unie et bourgeonnante. (Cautérisation.)

Le 19, la matière pultacée enlevée la veille s'est reproduite durant la nuit. (Cautérisation.)

Le 22, l'ulcère s'étend par le côté interne et semble contourner la jambe pour envahir le creux poplité : la matière gangréneuse ne l'abandonne pas.

Le 25, même état alarmant. Le caustique employé ne pouvant borner les ravages de l'ulcère, je songe à des moyens plus énergiques, lorsque Diguili sort de l'hôpital.

Le 9 octobre, Diguili rentre à l'hôpital et présente un état des plus graves. Il a beaucoup maigri. L'ulcère a envahi de larges surfaces : il repose sur toute la partie interne de la jambe, depuis le genou jusqu'à la réunion du tiers inférieur avec les deux tiers supérieurs, mesurant dans ce sens 25 centimètres. Le tibia est dénudé dans une grande étendue. L'amputation de la cuisse est décidée comme seule chance de remédier aux désordres de l'ulcère : je la pratique le 11 octobre, en présence de mes confrères MM. Sainte-Colombe et Bernier.

Soit conséquence de la sauvage indocilité de l'opéré, soit état cachectique particulier de la constitution, la surface amputée resta blafarde, la suppuration devint fétide, et le malade succomba le huitième jour, dénotant tous les signes d'une résorption purulente.

Examen anatomique de la jambe. — Comme je l'ai dit, l'ulcère s'étend du genou jusqu'au tiers inférieur de la jambe, ayant 25 centimètres de longueur : en largeur, il va de la crête du tibia jusqu'à une ligne passant par la partie médiane de la région postérieure de la jambe. La peau, le tissu cellulaire sous-cutané, l'aponévrose jambière, ont été détruits ; le muscle jumeau interne est réduit en une bouillie grisâtre, dans sa portion supérieure. Le périoste a disparu dans une étendue de 12 centimètres ; le tibia, dans une grande partie de sa face interne, est mollasse, spongieux et se laisse facilement pénétrer par le scalpel. Toute la surface envahie par l'ulcère est recouverte d'une couche gangréneuse. Les tissus qui environnent l'ulcère sont extérieurement œdématiés, et intérieurement décolorés, épaissis et indurés. L'articulation du genou est le siége d'un épanchement considérable, sans présenter cependant d'altération appréciable.

L'observation qu'on vient de lire est certes une des plus remarquables. Elle nous montre un ulcère type, poursuivant fatalement ses périodes et nécessitant l'amputation de la cuisse. Elle soulève de plus une question pratique du plus haut intérêt. On a avancé que lorsque l'on avait recours à l'amputation dans le but de remédier aux désordres de cet ulcère, la surface amputée se changeait elle-même en l'ulcère qu'on cherchait à éviter. Je ne crois pas ce résultat aussi général qu'on semble le dire, et en parlant du traitement je me suis expliqué à ce sujet.

Ce qui a pu encore accréditer une telle opinion, c'est que probablement, à l'époque où la traite introduisait des Cafres à Bourbon, ces ulcères ont dû être observés, et des amputations pratiquées comme moyen extrême. Dans ces circonstances, la pourriture d'hôpital, la diathèse purulente, ont pu compliquer l'opération, et l'aspect des plaies en imposer à des observateurs inattentifs. La relation précédente, quoique isolée, en offre un exemple. Je ne pense pas que la crainte de voir l'ulcère de Mozambique se déplacer pour envahir la surface amputée, doive contre-indiquer une opération qui, dans certaines circonstances, peut seule offrir quelque chance de succès.

Ulcères à la période de mortification.

OBSERVATION XIe. — Sijoné, n° 332 (homme), âgé de vingt-cinq ans. Etat général déplorable, maigreur, émaciation.

A la région postérieure de la jambe gauche, depuis le talon jusqu'à sa partie moyenne, vaste ulcère allongé, embrassant toute la surface postérieure, à bords saillants et renversés en dehors, recouvert d'une couche gangréneuse noirâtre, ayant disséqué les muscles. Le tendon d'Achille et celui du long péronier latéral sont à nu. Il s'écoule de l'ulcère une sanie ichoreuse abondante et fétide. Le calcanéum, dans la moitié supérieure de sa face postérieure et sur la face externe est dénudé. A la région coccygienne, petit ulcère en tout semblable à celui de l'observation Ire.

Malgré le peu de succès qui devra s'en suivre, l'amputation est décidée pour le lendemain, 17 septembre; mais le malade succombe dans la nuit à une diarrhée colliquative qui s'était montrée depuis deux jours.

OBSERVATION XIIe. — Boungane, n° 334 (homme), âgé de vingt-huit ans. Maigreur, état général peu satisfaisant.

Sur toute la face dorsale du pied gauche, depuis une ligne passant au-dessus des malléoles jusqu'à l'origine des orteils, vaste ulcère à pourtour composé de lignes courbes, à bords saillants et renversés en dehors, à fond couleur de chair vive. La surface de l'ulcère présente des anfractuosités remplies d'une matière grisâtre, pultacée. Il s'en écoule un ichor abondant et fétide.

Le 15 septembre, cautérisation avec la teinture d'iode caustique.

Le 19, les anfractuosités sont plus profondes et remplies toujours de la même matière. Les tendons des extenseurs communs des orteils sont privés de leurs gaînes et présentent, au milieu de l'ulcère, leur aspect nacré et poli. — L'ulcère devient très-douloureux. (Cautérisation.)

Le 22, tout le centre de l'ulcère présente un fâcheux caractère gangréneux. Les tendons sont de plus en plus isolés. Les trois cunéiformes sont dénudés et cariés. Une amputation pourra seule borner les ravages de l'ulcère.

Le 25, sortie de l'hôpital.

J'ai su depuis qu'il avait succombé quelques jours après.

Il serait superflu, je pense, de citer d'autres observations. J'ai choisi les plus remarquables parmi celles qui se sont offertes à mon examen. Elles suffiront pour faire connaître l'ulcère de Mozambique dans les différents instants de son évolution, et pour faire apprécier les désordres qui peuvent l'accompagner.

Extrait du Bulletin de la Société de chirurgie de Paris pendant l'année 1861.

(Deuxième série, tome II, page 55.)

Séance du 16 janvier 1861. — Présidence de M. LABORIE.

RAPPORT.

M. Cullerier lit un rapport sur un travail envoyé à la Société par M. le docteur Azéma, et ayant pour titre: *De l'ulcère de Mozambique.*

« Je viens vous rendre compte d'un mémoire qui vous a été adressé par le docteur Mazaé Azéma, ancien élève des hôpitaux de Paris, et aujourd'hui médecin de l'hôpital civil de Saint-Denis (île de la Réunion).

» Ce travail est une étude sur l'ulcère de Mozambique, que ni M. Larrey, ni M. Deguise, ni moi, à l'examen desquels il a été renvoyé, nous ne connaissons nullement, et qu'il est probable qu'aucun des membres de la Société ne connaît davantage, si ce n'est peut-être par quelques rares et très-courtes descriptions éparses çà et là dans des auteurs qui le plus souvent ne l'ont jamais vu. C'est que, en effet, cette affection ne paraît exister que dans certaines parties de l'Afrique où en général les Européens ne pénètrent guère, ou bien elle se montre sur les indigènes de ces contrées transportés momentanément sous d'autres latitudes.

» Voici comment M. Azéma s'exprime sur la maladie dont il nous adresse la description :

» Je suis obligé de vous présenter cette description complète, afin de vous donner l'idée le plus exactement possible de la maladie.

» L'ulcère de Mozambique débute sans prodromes. Il est originairement constitué par une élevure, par un petit bouton variant de la dimension d'une tête d'épingle à un grain de lentille et rempli d'une sérosité jaunâtre. Cette élevure est le siége d'une vive démangeaison, comparable à celle que provoque l'apparition de *bourbouilles* (*lichen tropicus*). Ce prurit oblige bientôt le malade à gratter la partie où siége cette élevure et à déchirer celle-ci ; une petite perte de substance lui succède. Elle s'agrandit chaque jour, et ne tarde pas à s'entourer d'un décollement circulaire de la peau.

» Il est ordinaire, à cette période, d'observer un petit ulcère rond ayant au plus un demi-centimètre de diamètre, blafard, se recouvrant facilement d'une croûte jaunâtre, et dont le fond s'étend bien au delà du pourtour extérieur, de façon à former un cul-de-sac, un véritable décollement circulaire. Il s'en écoule une matière séro-purulente, qui présente assez de plasticité pour reproduire avec beaucoup de facilité la croûte jaunâtre qui recouvre l'ulcère durant cette période. Les tissus environnants sont le siége d'un léger gonflement œdémateux. Au bout d'un temps plus ou moins long, le travail ulcératif finit par détruire la portion de peau décollée ; et l'ulcère de Mozambique, entrant dans sa véritable période de progrès, apparaît avec les caractères que je vais lui assigner.

» Quelquefois une simple plaie, une écorchure, devient le point de départ de l'ulcère. Cette origine est surtout fréquente lorsque la plaie a été produite par la piqûre d'un fragment de corail, par celle que provoquent les aiguillons de la raquette, alors que cette plaie a été en contact avec l'eau de mer. C'est surtout chez les Malgaches que ce dernier cas s'observe.

» Enfin, un autre mode de formation, qui préside au début de l'ulcère, trouve sa source dans le voisinage même d'un ulcère plus ancien. C'est ainsi qu'il arrive quelquefois, bien rarement il est vrai, que la matière sanieuse qui s'en écoule, par suite de l'âcreté qui la caractérise, et non par les qualités contagieuses qu'on a voulu lui reconnaître, finit, en passant sur les tissus inférieurs, par y développer une multitude de petites vésicules. Celles-ci, en se rompant, se réunissent, se confondent les unes avec les autres, et un second ulcère s'établit sur la partie où elles siégeaient.

» Cet ulcère affectionne la forme circulaire. Lorsqu'il n'est pas gêné dans son développement, qu'il repose sur des parties molles où il rencontre tout l'espace nécessaire à son évolution, comme aux régions postérieure et interne de la jambe, il forme un cercle complet, régulier. Cette forme peut néanmoins varier, suivant le lieu où siége l'ulcère. Ainsi, dans un cas où toute la face dorsale du pied était envahie, le pourtour se composait bien de lignes courbes, mais l'ulcère, arrêté par les côtés du pied, avait gagné vers le haut jusqu'au-dessus de l'articulation tibio-tarsienne, donnant ainsi lieu à deux diamètres : un antéro-postérieur, l'autre latéral. Exceptionnellement, et seulement dans l'intervalle des orteils, on observe la forme linéaire. Jamais le pourtour n'est brisé ni irrégulier.

» On ne rencontre cette irrégularité dans la configuration des bords que lorsque deux ulcères, rapprochés l'un de l'autre, finissent par se rencontrer, se confondre et ne plus former qu'un ulcère unique, ovalaire et même ellipsoïde. Les deux angles qui résultent de la réunion des deux ulcères ne tardent pas à disparaître, et l'ulcère reprend la forme circulaire qui lui est ordinaire. La multiplicité des ulcères étant d'ailleurs un fait exceptionnel, l'envahissement dont je viens de parler s'observe très-rarement.

» Les bords de cet ulcère sont saillants, très-épais, inclinés et renversés en dehors. Bien rarement on voit une portion de ses bords taillée à pic, comme dans les ulcères syphilitiques. Après avoir donné naissance au bourrelet circulaire qui constitue ses bords, l'ulcère s'excave progressivement jusqu'à son centre, de façon à offrir la forme d'un godet. Tous les tissus qui circonscrivent les bords sont le siége d'un gonflement œdémateux, à surface inégale et comme bosselée. Les os sous-jacents eux-mêmes, suivant la position de l'ulcère, participent à ce gonflement, surtout lorsqu'il existe une carie centrale.

» Le fond est profondément excavé, comme je viens de le remarquer, quelquefois uni et grisâtre. Mais lorsque l'ulcère est déjà ancien, qu'il s'est étendu sur de larges surfaces, ou qu'il est arrivé à sa période de mortification, on y remarque des inégalités, des anfractuosités telles, qu'on croit voir au milieu de l'ulcère total d'autres ulcères à niveau beaucoup inférieur. Dans ce cas, c'est dans ses parties anfractueuses qu'on voit l'ulcère, gagnant sans cesse vers la profondeur, dévorer les tissus, disséquer les tendons musculaires, et, arrivant jusqu'aux os, finir par les carier. La surface ulcéreuse, qui circonscrit ces anfractuosités, offre une nuance couleur de chair vive: elle est recouverte de quelques fongosités et saigne avec facilité.

» Quelquefois l'ulcère revêt le caractère serpigineux; alors un segment de cercle est seul le siége du travail ulcératif, tandis que l'autre segment présente des bords qui tendent à se niveler et une surface qui semble marcher vers la cicatrisation. Le premier segment seul se recouvre de la matière gangréneuse; lui seul offre le phagédénisme et les bords renversés en dehors, qui sont les caractères pathognomoniques de ces ulcères. Cette matière gangréneuse est très-adhérente à la surface de l'ulcère : si on l'enlève, du jour au lendemain elle se reproduit.

» Le liquide sécrété, qui n'est constitué dans la période de début que par une sérosité légèrement purulente et présentant encore assez de plasticité, devient dans les deux autres périodes, dans celle de mortification surtout, une sanie ichoreuse, très-fétide et tellement abondante, qu'en peu de temps les linges du pansement en sont imprégnés. Quelquefois ce liquide a l'aspect d'une bouillie sanguinolente. (La matière de la sécrétion de l'ulcère de Mozambique, à quelque période qu'on la recueille, ne possède pas de propriétés contagieuses : ce point sera ultérieurement traité avec les développements qu'il mérite.)

» La plupart de ces ulcères sont indolents, tant qu'ils sont peu étendus ; mais s'ils s'étalent sur de larges surfaces, si les os participent au travail morbide, les douleurs sont vives, térébrantes ; elles sont continues, et n'ont pas le caractère simplement nocturne. La station verticale et la progression sont dès lors rendues impossibles ; les malades continuent cependant à se mouvoir, en se traînant sur leurs fesses et en se servant de leurs mains pour aller d'un lieu dans un autre.

» Le caractère dominant de l'ulcère de Mozambique, c'est sa fâcheuse tendance à toujours s'étendre et à dévorer les tissus en profondeur. Lorsqu'il a ainsi détruit les parties molles et qu'il atteint une surface osseuse, il semble arrêter ses ravages dans ce sens et les porte sur la périphérie. Pendant ce temps la suppuration qui s'établit au fond de l'ulcère ramollit le périoste, le détruit totalement, et amène des caries osseuses dont la couleur noirâtre tranche d'une façon remarquable sur la couleur de chair vive de l'ulcère qui les entoure. Des séquestres assez volumineux ne tardent pas à être éliminés; j'en ai extrait un de la partie antérieure du tibia qui avait 6 centimètres de long sur un de large. Il n'y a que les tendons et les cartilages qui soient respectés par l'ulcère. Il n'a d'action que sur les gaînes tendineuses, qu'il détruit, laissant flotter au milieu d'un détritus gangréneux les tendons avec leur éclat nacré et poli. J'ai vu ainsi tout le tendon d'Achille isolé au milieu d'un ulcère situé à la partie postérieure de la jambe. Dans un autre cas, les tendons des extenseurs communs des orteils étaient parfaitement disséqués.

» La marche de l'ulcère est assez lente; mais souvent elle s'opère avec une effrayante rapidité. Alors les couches superficielles de l'ulcère sont successivement mortifiées et éliminées sous forme d'un détritus gangréneux. Abandonné à lui-même et arrivé à sa dernière période, l'ulcère détermine une suppuration si abondante, qu'elle émacie le malade et le jette dans le marasme : la fièvre hectique s'allume, une diarrhée colliquative survient, et la mort termine la scène pathologique.

» Soit que l'ulcère limite son action, soit qu'on lui oppose un traitement convenable, on le voit, après un temps plus ou moins long, se déterger et prendre un meilleur aspect. La matière sanieuse se tarit, les chairs remontent, et la cicatrisation marche de la circonférence vers le centre. Le cercle qui le circonscrit se rétrécit progressivement jusqu'à ce que la plaie disparaisse, laissant à sa place une cicatrice indélébile.

» Il arrive fréquemment que, sous l'influence de causes qu'on ne saurait trop apprécier, et au moment où l'on croyait cette cicatrice durable, elle devient molle, humide, et se trouve rongée par les progrès renaissants de l'ulcère : on voit alors reparaître l'état primitif.

» L'ulcère de Mozambique se développe presque exclusivement aux membres pelviens. Son siége d'élection est la jambe, sur tous les points de son étendue, mais surtout dans le voisinage des malléoles : au pied, c'est à la face dorsale qu'on l'observe. Beaucoup plus rarement il se montre sur la cuisse. Je ne connais pas un seul cas d'ulcère développé sur le tronc ; une seule fois cependant j'ai rencontré un petit ulcère, à la période de début, situé à la région coccygienne chez un Cafre atteint déjà d'un vaste ulcère de la partie postérieure de la jambe. Chez un autre, j'en ai vu un qui avait détruit les trois quarts de la lèvre inférieure : c'est la seule fois où je l'ai vu siéger à la face.

» On le rencontre quelquefois aux doigts de la main ou

aux orteils. Il offre alors quelques particularités dignes d'être notées. L'ulcère commence dans ce cas par ronger les parties molles qui entourent l'os de la phalange unguéale. Arrivé à l'articulation phalangienne, il en détruit les moyens d'union : la phalange ne tarde pas à tomber, et les mêmes désordres se reproduisent à la phalange suivante, si le progrès du mal continue. J'ai pu assister ainsi à la chute successive des deux phalanges du pouce gauche.

» Le plus fréquemment une seule jambe est envahie, et l'ulcère y est unique. Cependant on en peut noter deux à la fois : ils sont alors placés soit tous deux sur la même jambe, soit un sur chaque jambe. J'en ai même vu trois sur le même individu, mais c'est là une exception. Quant à l'étendue de l'ulcère, elle est variable, suivant l'époque de son développement où on l'examine, et suivant les constitutions individuelles. Le plus ordinairement, il a un diamètre de 5 ou 6 centimètres. Il peut acquérir des dimensions considérables. Je l'ai vu envahir toute la face dorsale du pied depuis la naissance des orteils jusqu'au-dessus de l'articulation tibio-tarsienne. Dans un autre cas, il reposait sur toute la partie interne et supérieure de la jambe, depuis l'articulation du genou jusqu'à la réunion des deux tiers supérieurs avec le tiers inférieur de la jambe, mesurant ainsi 25 centimètres. A côté de ces cas fâcheux, on en rencontre heureusement d'autres où les désordres sont moins étendus, et où l'ulcère ne dépasse pas la grandeur d'une pièce de 50 centimes ou d'un franc.»

«En résumé, M. Azéma précise ainsi les caractères de la maladie : ulcère le plus souvent unique, non contagieux, à pourtour circulaire, à bords saillants renversés en dehors, siégeant aux membres pelviens, ayant une grande tendance à dévorer les tissus en profondeur et à carier les os quand il atteint leur surface.

» L'examen d'une jambe à la suite d'une amputation a permis à M. Azéma de déterminer le siége anatomique de l'ulcère de Mozambique et les désordres qu'il produit. Primitivement l'ulcère envahit le derme et le tissu cellulaire sous-cutané, et s'y maintient pendant quelque temps ; mais à mesure qu'il fait des progrès, il envahit le tissu cellulaire interstitiel, puis les masses musculaires. Lorsqu'il arrive sur les surfaces osseuses, le périoste disparaît, et le tissu osseux offre bientôt les caractères de la carie ; il est érodé, mollasse, spongieux, et se laisse facilement pénétrer par le scalpel. Toutes les parties sous-jacentes et circonvoisines de l'ulcère sont décolorées, épaissies et indurées ; leur consistance est pour ainsi dire lardacée ; les tendons seuls résistent à l'action destructive de l'ulcère, mais il détruit le tissu cellulaire qui les entoure et les gaînes synoviales qui servent à leur glissement.

» Voilà bien les caractères d'une ulcération en progrès ; mais quel en est le point de départ ? C'est malheureusement ce que M. Azéma ne dit pas. J'avoue que tout d'abord, à la description qu'il fait du petit bouton de l'ampoule initiale, je m'étais demandé si ce ne serait pas là une maladie parasitaire spéciale à la race noire. Mais les affections parasitaires restent plus superficielles et ne s'étendent pas à des profondeurs aussi grandes que paraît le faire l'ulcère de Mozambique.

» La peau est malade la première; mais quelle est la partie du tégument primitivement atteinte? Est-ce une hypertrophie papillaire, est-ce l'altération des glandes sudoripares, comme nous le voyons quelquefois produire l'ulcération profonde et la destruction de toute l'épaisseur de la peau? Quels sont les éléments histologiques que démontrerait le microscope? Ce sont là des questions qu'il serait curieux de résoudre, mais sur lesquelles malheureusement il n'y a pas le moindre renseignement dans le mémoire de M. Azéma.

» M. Azéma établit ensuite le diagnostic différentiel d'avec d'autres maladies endémiques. Il compare d'abord l'ulcère de Mozambique à l'ulcère pianique, et il fait remarquer que dans ce cas il y a toujours un état fébrile prodromique.

» Le pian est primitivement constitué par de petits boutons rouges qui peuvent occuper en grand nombre toute l'étendue de la peau. Cette éruption est essentiellement contagieuse; tandis que l'ulcère de Mozambique se déclare toujours sans prodromes au milieu de la plus belle santé, qu'il se montre à peu près invariablement sur les membres pelviens, où il est le plus souvent unique, et qu'enfin il ne semble pas être contagieux.

» Il y a bien quelquefois dans le pian une ulcération profonde qui succède à la plus grosse pustule, celle qu'on nomme la mère des pians, ou, comme disent les indigènes, *mama pian*. C'est cette même ulcération que le docteur Levacher a décrite dans son *Guide médical aux Antilles*, sous la dénomination de *pian déprimé*. Mais cette ulcération sera facilement différenciée de l'ulcère de Mozambique, en ce que la pustule qui lui a donné naissance n'existe jamais seule, et qu'on en trouve toujours d'autres sur diverses parties du corps.

» Pour M. Azéma, les caractères qui séparent l'ulcère de Mozambique des ulcères syphilitiques seraient plus évidents, ceux qui les différencient de la pourriture d'hôpital plus tranchés encore, si ce n'est dans les cas tout à fait accidentels où la gangrène vient compliquer comme épiphénomène l'ulcère de Mozambique.

» Mais il est une maladie à laquelle M. Azéma trouve avec l'ulcère de Mozambique une grande ressemblance, et dont elle ne paraît s'écarter que par quelques détails à peine sensibles, je veux parler de la maladie connue sous le nom de *plaie de l'Yémen*. Si, en effet, on lit les relations de cette singulière affection, qui ont été données en 1839 par Petit, dans un article sur les maladies de l'Arabie, en 1842 par Harris, sous le titre de *the*

Highlands of Æthiopia, en 1854 par M. Aubert-Roche, dans son *Essai sur l'acclimatation des Européens dans les pays chauds*, il est impossible de ne pas reconnaître l'identité complète des deux maladies. L'une et l'autre ont une prédisposition marquée pour des races à peu près semblables. La plaie de l'Yémen attaque particulièrement les nègres de Sennaar, du Kordofan, du Darfour ; l'ulcère de Mozambique s'observe sur les nègres du territoire de Mozambique, des îles Comores et de Madagascar. Toutes deux d'ailleurs sont liées à la même zone géographique, bien que ces zones soient situées dans des hémisphères différents. La plaie de l'Yémen se rencontrait entre le 10e et le 18e degré de latitude nord; l'ulcère de Mozambique entre le 10e et le 18e degré de latitude sud.

» Les conditions de ces deux affections sont donc tout à fait identiques comme circonstances climatériques. Les causes générales qui président à leur génération sont similaires sous l'une et l'autre zone, et si je vous donnais la description de la plaie de l'Yémen telle que je la trouve dans le *Traité de géographie médicale* de M. Boudin, à côté de celle que M. Azéma donne de l'ulcère de Mozambique, vous partageriez, je crois, mon avis, que les deux maladies n'en font qu'une seule, dont le nom est différent. D'ailleurs, M. Azéma cite dans son mémoire plusieurs observations d'ulcère de Mozambique tel qu'il existe chez les Cafres, développé sur des nègres venant de Massouah, île placée à l'entrée de la mer Rouge.

» Les causes de l'ulcère de Mozambique me paraissent très-obscures, même après avoir lu le mémoire de M. Azéma. Ces causes se trouveraient dans une alimentation insuffisante et malsaine, dans des privations de toutes sortes, dans la nostalgie; mais elles ne sont alors que prédisposantes. La cause occasionnelle serait, au dire de M. Azéma, le contact de l'eau de mer.

» C'est une chose remarquable que la tendance de presque tous les auteurs qui se sont occupés des maladies des pays chauds à attribuer leur développement à l'eau de mer, ainsi qu'à l'air salin. Ainsi Bontius, en parlant d'une maladie ulcéreuse qui a beaucoup de rapport avec celle qui nous occupe, dit déjà : « *Hic affectus originem trahit tum ex aere, vaporibus salsis e mari ascendentibus.* »

» On sait aussi l'influence que de tout temps on a attribuée à l'eau prise en boisson; et, sans trop nous écarter de notre sujet, puisqu'il s'agit encore de maladies des pays chauds, je vous rappellerai que c'est l'eau de certaines rivières qu'on a accusée de produire le bouton d'Alep, sur lequel tant de bons mémoires ont été écrits, dont le plus remarquable, sans contredit, est celui du docteur Willemin qui a étudié sur les lieux mêmes et qui s'y est livré à une minutieuse enquête, de laquelle il résulte que tous les villages riverains du Coïq, fleuve qui traverse le pays dont les habitants prennent l'eau en boisson, sont affectés de l'exanthème, que ceux qui s'abreuvent à d'autres sources en sont exempts, et qu'il est possible d'habiter Alep et d'y vivre indemne en ayant soin de se priver complétement d'eau de rivière.

» Cette question, sur laquelle il semble ne plus être permis de concevoir de doutes depuis les travaux de M. Willemin, était déjà celle de Volney, l'auteur des *Ruines*, ainsi qu'on peut s'en assurer dans la relation de son *Voyage en Égypte et en Syrie ;* mais elle n'avait pas encore été démontrée d'une manière aussi péremptoire.

» D'un autre côté, dans un mémoire tout récemment offert à la Société de chirurgie par M. Henri Hamel, médecin aide-major, *Sur le bouton de Biskra* qui a tant de ressemblance avec le bouton d'Alep, on lit cette phrase : « Comme le Coïq, l'Oued-el-Kantara, qui arrose l'oasis de Biskra, a été accusé de donner naissance à l'éruption endémique, et les apparences semblent jusqu'à un certain point justifier cette accusation. » Mais revenons à l'ulcère de Mozambique.

» En étudiant l'étiologie, ajoute M. Cullerier, notre confrère se livre à des considérations très-savantes sur la différence des maladies chez les races diverses. « La nature, dit-il, en séparant les races humaines par des caractères physiques différentiels et inaliénables, en les dotant de langages et de mœurs variés, a semblé assigner à chacune d'elles des maladies particulières. Parmi celles-ci, les unes sont tout à fait spéciales à quelques races, les autres, bien que s'observant dans tous les climats et sous toutes les latitudes, revêtent néanmoins chez quelques-unes des formes singulières, et dont on ne retrouve pas les analogues dans d'autres variétés humaines. »

» Je crois ces considérations très-justes, et je suis convaincu que les études anthropologiques en progrès les démontreront de plus en plus vraies; mais je dois dire qu'elles ne me paraissent pas complétement applicables à la maladie qui nous occupe. En effet, si c'est principalement sur les nègres de la Cafrerie que M. Azéma a vu l'ulcère de Mozambique se déclarer, il faut reconnaître aussi qu'il l'a observé sur des blancs, sur des Européens transplantés à l'île de la Réunion dans les mêmes conditions que les nègres de Mozambique. Il faut remarquer aussi que la plaie de l'Yémen, qui a tant d'analogie avec l'ulcère de Mozambique, qu'elle doit être considérée comme de même nature, n'est pas exclusive à la race caucasique, puisqu'elle a pu atteindre, rarement il est vrai, mais enfin elle a atteint des Européens.

» Je ne veux retirer à l'ulcère de Mozambique, pas plus qu'à la plaie de l'Yémen, les caractères qui en font une maladie à part, je conteste seulement qu'ils soient exclusifs à la race noire, mais je crois aussi qu'il faut certaines conditions de séjour sous les latitudes où on les observe pour que les blancs en soient atteints. Les cas que M. Azéma a signalés existaient sur des Européens habitant depuis longtemps l'île de la Réunion; presque tous partagent le même sort que les nègres, c'est-à-dire mal logés, mal nourris, à peine vêtus, et avec cela subissant les fatigues d'un travail rude et incessant.

» D'un autre côté, tout dernièrement, à l'occasion de ce rapport, et pour trouver quelques documents afférents à mon sujet, je lisais la relation médicale d'une campagne sur la côte orientale d'Afrique et dans la mer Rouge, par un chirurgien de marine, le docteur Orabona, et je voyais que pendant une croisière de plusieurs mois dans le canal de Mozambique et à Zanzibar, il n'a pas été observé un seul cas d'ulcère, alors que l'on voyait se développer d'une manière quasiépidémique toutes les affections cutanées qui sont le supplice inévitable des Européens qui affrontent temporairement les climats des pays chauds : furoncles, abcès sous-cutanés, phlegmons, eczémas, *lichen tropicus,* toutes affections dont le siége d'élection est aux membres inférieurs, et qui se compliquent d'angioleucite et d'engorgements ganglionnaires.

» Je remarque aussi que dans l'ouvrage que je cite, il n'est pas question seulement des maladies survenues chez les hommes de l'équipage dont faisait partie le docteur Orabona, mais qu'il parle aussi de certaines affections qu'il a observées sur les indigènes des contrées qu'il a parcourues ; ce qui tendrait à faire supposer que si l'ulcère de Mozambique est plus fréquent à Saint-Denis de la Réunion que dans le pays originaire des nègres dont parle M. Azéma, c'est qu'il y a dans cette île des conditions probablement hygiéniques qui ne se rencontrent pas ailleurs.

» Une question grave au point de vue de l'hygiène publique est soulevée par M. Azéma, à savoir, si l'ulcère de Mozambique est contagieux ou non. M. Azéma n'hésite pas à se prononcer pour la négative, en désaccord sur ce point avec son confrère le docteur Vinson, médecin comme lui à la Réunion, lequel, dans un mémoire dont la *Gazette hebdomadaire* a donné une analyse dans le tome IV de l'année 1857, admet complétement la propriété contagieuse. M. Azéma cite plusieurs expériences d'inoculation à la lancette d'individus malades à individus sains, sans qu'il y ait jamais eu de réussite. Mais d'abord je constate que dans un de ces cas l'inoculation a donné non pas un ulcère complet tel qu'il le décrit, mais une plaie qui a eu quelque peine à se cicatriser. Ensuite je fais remarquer, et je le sais par expérience, à combien d'erreurs, à combien de déceptions peut donner lieu la pratique de l'inoculation artificielle.

» D'un autre côté, je vois que dans une des observations de M. Azéma il est question d'un nègre qui portait, presque par exception, deux ulcères sur la même jambe, et que le second fut attribué à la suppuration ichoreuse qui s'écoulait de celui placé plus haut. Je vois aussi un autre fait qui a plus de valeur encore, c'est celui d'un Cafre qui avait un premier ulcère à la partie postérieure de la jambe, vers le tendon d'Achille, et un second dans la région coccygienne. Or, si l'on fait attention que les nègres sont souvent nus ou à peu près, qu'ils sont souvent assis sur leurs talons, il n'est pas, ce me semble, déraisonnable de penser que l'ulcère de la jambe s'est transmis par contagion directe dans l'espace interfessier, et il me paraît difficile de se refuser à admettre dans ces deux cas, dans le second surtout, une véritable auto-inoculation.

» A vrai dire, je crois que M. Azéma a été entraîné à nier la contagion par esprit de doctrine. A ses yeux, l'ulcère de Mozambique est tout autre chose que le pian, et en cela il me paraît impossible de ne pas être de son avis; mais pour que la différence entre ces deux affections fût plus frappante, il fallait absolument refuser à l'une ce qui est un des caractères de l'autre, la contagion. Or, la plupart des auteurs qui ont écrit sur les maladies des pays chauds: Thomson, dans ses *Remarks on the tropical diseases*; Bajon, dans son *Histoire de Cayenne;* Levacher, dans l'ouvrage que j'ai déjà cité; Swediaur, dans son *Traité des maladies vénériennes;* M. Azéma, dans son mémoire, tous s'accordent à considérer comme essentiellement contagieux le pian, l'yaws, deux appellations différentes d'une seule et même maladie, à laquelle Bateman a donné le nom de *frambœsia*.

» Il paraît ne pas y avoir de traitement spécial interne pour l'ulcère de Mozambique ; au moins M. Azéma, qui en a essayé un bon nombre, les a-t-il abandonnés : tels, par exemple, que le mercure ou l'iodure de potassium, qui probablement n'ont été mis en usage que par l'idée qu'on se formait de la nature syphilitique du mal. M. Azéma, conséquent à l'opinion qu'il a émise sur les causes prédisposantes, se contente d'une bonne nourriture et de quelques toniques analeptiques qui n'ont rien de spécial. Localement, il a essayé bien des moyens. Les deux seuls qui lui ont rendu de réels services, et auxquels il paraît s'être définitivement arrêté, sont la teinture d'iode caustique et l'acide sulfurique, aidés, bien entendu, du repos le plus complet.

» Voilà, messieurs, tout ce que j'avais à vous dire sur l'ulcère de Mozambique. Les remarques que j'ai faites sur le travail de M. Azéma sont-elles justes, les objections que je me suis permises sont-elles acceptables? C'est ce que je ne saurais soutenir, puisque je ne juge que par une description à laquelle je ne puis pas opposer de faits comparatifs, et où il manque aussi certains éléments qui pourraient aider à la discussion.

» Ceci posé, je n'hésite pas à vous proposer de donner au travail de M. Azéma tout l'éloge qu'il mérite, et ce sera le récompenser que de lui ouvrir la publicité de votre *Bulletin*.

» Je vous demande aussi pour M. Azéma, mon ancien

élève, de vouloir bien inscrire son nom sur la liste de nos correspondants. C'est un titre qu'il sollicite de vous, auquel il attacherait une valeur d'autant plus grande qu'il est éloigné de tout foyer scientifique, et qui lui serait pour ainsi dire un lien intellectuel de plus avec la mère patrie. »

DISCUSSION.

» M. *Larrey* rappelle que le nom de M. Clot-bey ne doit pas être oublié quand il s'agit de la plaie de l'Yémen. Il est possible que toutes ces affections décrites sous des noms divers ne constituent qu'une seule et même maladie. M. Tholozan, qui se trouve actuellement en Perse, incline à penser que beaucoup des affections des pays chauds présentent les mêmes caractères essentiels, avec des manifestations différentes suivant les pays. M. Larrey espère que M. Tholozan, dont nous connaissons le bon jugement, pourra élucider cette intéressante question.

» M. *Broca* pense qu'il est bon de comparer les maladies des pays chauds entre elles; que cette comparaison est utile, et qu'elle fournit d'utiles renseignements pour certaines affections cutanées: c'est ainsi qu'il trouve très-judicieuses les remarques de M. Cullerier à propos de l'ulcère de Mozambique et de la plaie de l'Yémen; mais il ne faut pas aller trop loin, et pour chercher à mettre dans un même cadre certaines affections qui ont dans leur description des rapports évidents, il faut éviter d'aller trop loin et de tomber dans un excès contraire, c'est-à-dire de mettre à côté les unes des autres des maladies tout à fait dissemblables. On avait cherché autrefois à ranger toutes les maladies cutanées des pays chauds dans un même cadre, et on leur assignait la syphilis pour origine. On n'a pas tardé à s'apercevoir que cette théorie tombait d'elle-même devant l'observation des faits; et s'il faut tenir compte de la variété des climats, il ne faut pas négliger la variété des peuples. La plaie de l'Yémen, l'ulcère de Mozambique, peuvent être rapprochés par la similitude très-grande des lésions qu'ils provoquent et la marche qu'ils affectent; mais, ainsi que l'a fait voir M. Cullerier, le pian présente déjà des différences très-tranchées avec ces deux affections.

» Dans la Nouvelle-Calédonie, on rencontre une maladie qui, chez les enfants, occupe surtout la bouche et l'anus, et chez l'adulte les membres inférieurs et la plante des pieds. Cet ulcère ressemble, dans ce dernier cas, au mal perforant; c'est une affection qui d'abord attaque l'épiderme et le derme, gagne ensuite en profondeur, et se rapproche en cela de l'ulcère de Mozambique. M. de Rochas, chirurgien de marine, a étudié avec soin cette altération, et d'après la description qu'il nous en a donnée, on peut voir qu'elle diffère des ulcères syphilitiques et aussi de l'ulcère de Mozambique.

» Cet ulcère affecte les Néo-Calédoniens une fois dans

leur vie, mais une fois seulement, et il respecte les blancs et les hommes d'autres races. Jeunes ou vieux, les Néo-Calédoniens y sont exposés ; et si quelques-uns y échappent, c'est que la mort les a frappés de bonne heure. Cet ulcère marche d'autant plus vite, qu'il survient dans un âge moins avancé. Cette maladie est désignée sous le nom de *tonga*. Ce nom lui vient peut-être de celui d'une île habitée par des hommes de la race océanienne.

» Après une courte discussion, les conclusions suivantes sont mises aux voix et adoptées :

» 1° Insertion du rapport de M. Cullerier dans le *Bulletin*.

» 2° Renvoi du travail de M. Azéma au comité de publication.

» 3° Inscription du nom de l'auteur parmi les candidats au titre de correspondant national. »

FIN.

TABLE DES MATIÈRES.

PARIS. — IMPRIMERIE DE E. MARTINET, RUE MIGNON, 2.

www.ingramcontent.com/pod-product-compliance
Ingram Content Group UK Ltd.
Pitfield, Milton Keynes, MK11 3LW, UK
UKHW021222230726
13926UKWH00003B/1190